Novos velhos

LÉA MARIA AARÃO REIS

Novos velhos

Viver e envelhecer bem

1ª edição

EDITORA RECORD
RIO DE JANEIRO • SÃO PAULO
2011

Copyright © Léa Maria Aarão Reis, 2011

Capa e projeto gráfico de miolo
Miriam Lerner

Foto de capa e quarta capa
Corbis/Lantinstock

CIP-BRASIL. CATALOGAÇÃO-NA-FONTE
SINDICATO NACIONAL DOS EDITORES DE LIVROS, RJ

R311n

Reis, Léa Maria Aarão, 1937-
  Novos velhos / Léa Maria Aarão Reis. - Rio de Janeiro: Record, 2011.

  Inclui Bibliografia
  ISBN 978-85-01-08125-4

  1. Envelhecimento. 2. Velhice - Aspectos sociais. 3. Idosos - Condições sociais. 4. Idosos - Aspectos de saúde.

11-7309.   CDD: 613.70446
                                            CDU: 613.9-053.9

Todos os direitos reservados. Proibida a reprodução, armazenamento ou transmissão de partes deste livro, através de quaisquer meios, sem prévia autorização por escrito.

Este livro foi revisado segundo o novo Acordo Ortográfico da Língua Portuguesa.

Direitos exclusivos desta edição reservados pela
EDITORA RECORD
Rua Argentina 171 – Rio de Janeiro, RJ – 20921-380 – Tel.: 2585-2000

Seja um leitor preferencial Record.
Cadastre-se e receba informações sobre nossos lançamentos e nossas promoções.

Atendimento e venda direta ao leitor:
mdireto@record.com.br ou (21) 2585-2002.

Impresso no Brasil
2011

Para João Francisco

"*A vida é uma longa preparação
para algo que nunca chega.*"
W. B. Yeats

SUMÁRIO

Apresentação
Os jovens envelheceram 9

Introdução
A roda do tempo 13

I. A revolução dos idosos
Envelhecimento global 19
Seguir em frente 26

II. Os grandes velhos
Visões de Aristóteles, Platão e Cícero 37
Vigor e sabedoria 43

III. No mundo mais velho
Quem vai pagar a conta? 55
Qual é a solução? 67
Alguns retratos do Brasil 70

IV. Perfis
Celso, 72 anos: *Mais idoso que o pai* 79
Cora, 81 anos: *"A vida vai me levando"* 86
Paulo, 65 anos: *A ironia conforta* 99
Maria, 83 anos: *Solidariedade é tudo* 107
Bernardo, 76 anos: *Sem medo da velhice* 111
Theresinha Levy, 72 anos: *Vida com surpresas* 114

V. Saúde, prevenção e cuidados
Doenças crônicas da velhice 123
O corpo e suas expressões 126
Pílulas mágicas e perigosas 131
Mais vida, mais casos de câncer 144
Os frutos da floresta 160

VI. Sexo, renovação e sociedade
Encontros e desencontros 167
Um ajuste de contas 171
Cenas de uma manhã na rua 179
Saber envelhecer, saber viver 182

VII. Espiritualidade e finitude
Criatividade não tem idade 201
O tempo que resta 207

Referências bibliográficas 221
Filmografia 223

APRESENTAÇÃO

Os jovens envelheceram

Celso Japiassu

O tema da velhice nunca foi tão discutido. Raras são as edições de jornais e revistas que não trazem matérias sobre como envelhecer com saúde ou de que forma tornar mais leve essa pesada fase da vida. Na internet, sítios especializados avivam a discussão, dão receitas, defendem direitos e se transformam em plataformas de venda de produtos para os idosos. Alguns políticos elegem-se com os votos da chamada *terceira idade*. As agências de turismo lançam programas específicos de passeios e viagens pelo mundo. As novas técnicas de marketing descobriram na velhice um valioso segmento de novos consumidores.

Criam-se denominações como a mencionada *terceira idade, melhor idade, idade melhor*, eufemismos que procuram esconder os sentidos negativos que a palavra certa possa carregar.

Depois de *Maturidade, Além da idade do lobo* e *Cada um envelhece como quer (e como pode)*, livros que escreveu sobre o homem e a mulher na meia-idade, neste *Novos velhos* Léa Maria Aarão Reis traz rica contribuição ao debate sobre a velhice, com um amplo painel dessa difícil fase da vida e seus significados. Em um misto de documento e exaustiva reportagem, levanta aspectos relacionados com a política, a medicina, a sociedade, a economia. E com a essência do próprio ser humano e seu destino. Leva assim o leitor a uma reflexão sobre a vida e sua fase mais complexa e mais dramática: a que antecede a morte.

Os que nasceram durante, um pouco antes ou um pouco depois da Segunda Guerra Mundial foram chamados pela imprensa americana de *baby boomers*. A expressão veio do impacto que exerceu sobre o mundo o grande número de crianças paridas durante aqueles anos, no que foi comparado a uma explosão demográfica em que a natureza pareceu recompor as populações dizimadas no conflito. Essas crianças foram os jovens dos anos 1970, instauradores do que parecia uma revolução cujos símbolos foram o *rock'n'roll*, o movimento hippie, as agitações e o *chienlit* de 1968, as drogas e a liberdade sexual.

Parecia mesmo uma revolução até que John Lennon percebeu que o sonho havia acabado. E aqueles jovens que haviam decretado o surgimento do Poder Jovem e da Jovem Guarda finalmente envelheceram.

Algo da sua inquietação, no entanto, permaneceu nos velhos de hoje. Este novo livro expõe isso com clareza a partir do próprio título – *Novos velhos* –, como a dizer que os de hoje são diferentes dos antigos velhos, os velhos velhos.

Das entrevistas que fez, dos depoimentos que tomou e de sua cuidadosa pesquisa, Léa Maria trouxe para o leitor um diagnóstico preciso sobre esta nova maneira de envelhecer. O velho atual não se vê mais como o portador de uma doença terminal; prefere viver essa fase como uma etapa natural da vida, na qual ainda há muito para viver.

Este não é um livro de autoajuda, mas bem que ajuda a entender o que se passa quando se começa a envelhecer.

INTRODUÇÃO

A roda do tempo

Na rua principal de Dharamsala, na Índia, no chamado Pequeno Tibete, as rodas de oração são tocadas pelos passantes ocasionais para que girem sem parar e espalhem pelos ares os mantras de proteção a todos os seres. Eles estão guardados em minúsculos papéis no seu interior. Esses lindos e imensos cilindros desenhados e coloridos também estão presentes nos templos budistas do sudeste da Ásia. Giram sem cessar.

No Oriente, os gestos das pessoas são mais espiralados que os nossos, no Ocidente. São mais sinuosos, mais sutis e mais delicados; e as formas cilíndricas, a forma da esfera, da curva e dos círculos, arredondada, podem ser vistas como o oposto das formas ocidentais, cartesianas, mais áridas e duras em sua linearidade. As mandalas estão por toda parte.

Lá, a roda do tempo lembra as estações do ano: quando termina o inverno, recomeça a primavera; o dia se segue à noite; o passado e o futuro se encontram em um presente contínuo nesse ciclo temporal, uma dádiva para ser celebrada a cada dia.

A ideia da circularidade do tempo vem do budismo, que cultua o renascimento da alma. Mas também foi pensada e trabalhada por pensadores europeus e traduzida para a nossa cultura.

Para o suíço Carl Jung e para o psicanalista e pensador inglês D. W. Winnicott, o presente é um *continuum* e assim deve ser vivido em todas as idades do indivíduo. Cada idade é nova e traz o inesperado; e a vida é uma espiral.

José Saramago, em um viés dessa ideia, escreveu que nem a juventude sabe o que pode nem a velhice pode o que sabe. Juventude e velhice se interpenetram e se interdependem, completando-se em um movimento permanente, como a roda do tempo dos budistas.

Somos todos elos de uma corrente, me disse a psicanalista carioca Lulli Milman certa vez, em uma entrevista. Isso deveria ser mostrado às crianças desde pequenas: de quem e de onde elas vêm, quem são seus pais e quem foram – ou são – os avós e bisavós.

A percepção de que temos um lugar demarcado nesse longo colar de protagonistas, cada um em sua época, os quais em certo momento desapareceram nesses círculos do tempo, talvez possa de algum modo nos confortar quanto à falta de sentido da existência – especialmente na velhice, a última etapa da vida, fase cada vez mais longa, difícil, porém repleta de possibilidades. É uma ideia que nos deixa soltos, leves e mais livres.

Durante este verão, em que organizei este livro, conheci e li o romance *Khadji-Murát*, escrito por Tolstói, antes de sua morte. É uma história esférica, como a ela se referiu Cortázar, que começa e termina com a imagem de uma pequena flor esmagada pelos carros da guerra, mas sempre se reerguendo.

Percebi também, neste verão, que vários filmes em cartaz – um europeu, outro asiático, um americano e outro brasileiro – têm um tema comum: a morte, a finitude. No Brasil, discretamente por enquanto, começou a discussão sobre a morte assistida do paciente terminal, em contraponto à crueldade das vidas prolongadas inutilmente através de tubos e de equipamentos para os desenganados. Pouco a pouco, pensar a morte com naturalidade passa a atrair a atenção dos vivos. Talvez seja uma nova revolução chegando – incorporar a morte à vida. Ela diz respeito aos mais velhos de hoje, que, além de terem sido agraciados com as promessas do novo mundo pós-guerra nos anos 1950, de terem vivido as mudanças radicais da década de 1960 e criado condições para as grandes revoluções sociais modernas, são *velhos novos* que dispõem de mais vinte, trinta anos de vida pela frente. Vamos então aproveitar esse tempo do melhor modo possível, o tempo que nos resta, renascendo a cada dia como a delicada bardana, a flor resistente de Tolstói.

VERÃO DE 2011

I
A REVOLUÇÃO DOS IDOSOS

Envelhecimento global

Não se passa muito tempo sem notícias sobre a população idosa no Brasil. Mudanças na legislação da aposentadoria; o cotidiano dos novos velhos; técnicas de rejuvenescimento recém-descobertas e pesquisas sobre a dilatação dos limites da mortalidade são informações quase rotineira.

Nesta segunda década do século, a crescente longevidade das populações é um tema que vai se juntar à massa de informações sobre terrorismo, crises econômicas, violência, aquecimento global e preservação do meio ambiente.

Para se ter ideia de como é grave esse aumento do número de idosos, do ponto de vista da segurança das populações mais velhas no mundo contemporâneo, na Alemanha, hoje, de cada duas meninas, uma chegará aos 100 anos.

No arquipélago japonês de Okinawa vivem novecentos centenários saudáveis, apontam as estatísticas. O país, com 22,7 por cento da população acima dos 65 anos, orgulha-se de apresentar uma expectativa de vida média de 79 anos para os homens e de 86 para as mulheres. É o campeão em longevidade. Mas já surgiu, no Japão, uma grande preocupação acerca dos cuidados com esses novos superidosos. Quem cuidará deles? Seus filhos, idosos também? E onde alojá-los, considerando que a esmagadora maioria das habitações no país têm espaços exíguos e os mais velhos moram em casas pequenas, sobrados, com escadas?

Na França e na Itália as populações se mantêm estagnadas. As pirâmides populacionais tendem a assumir a forma retangular, e, em breve, os Estados terão diante de si uma verdadeira escolha de Sofia: Continuar destinando orçamentos massivos para a educação das crianças e dos jovens ou atender as necessidades básicas da imensa população idosa? Haverá recursos para investir nas duas pontas? Provavelmente não.

No Brasil, anunciam-se monumentais déficits na Previdência Social. Mas pouco se fala sobre a corrupção do sistema, as fraudes e os desvios de fundos para outros fins que não o bem-estar dos idosos. Centenas de empresas sonegadoras transgridem as leis de repasse sob o olhar complacente de alguns tribunais. Eventualmente, usa-se até o aumento da população de idosos como cortina de fumaça para justificar o saldo negativo da Previdência.

A pergunta a se fazer: Quem pagará a conta dos merecidos benefícios destinados aos mais velhos que agora não têm mais "data certa para morrer", como diz o médico Renato Veras, diretor da Universidade Aberta da Terceira Idade (UnATI), da Universidade do Estado do Rio de Janeiro, com mais de 2 mil alunos? Os mais jovens, e em menor número, estarão dispostos a arcar com esse ônus?

O envelhecimento do mundo ocidental é um fenômeno que vem se acelerando e se antecipa às projeções. Principalmente no Brasil, onde, ao contrário das economias dos países centrais, que antes enriqueceram e depois envelheceram, nos tornamos mais velhos sem que a força e a estabilidade econômica do país estejam consolidadas. São assuntos que, em geral, ainda varremos para debaixo do tapete por serem incômodos e desconfortáveis.

As projeções desenham um Ocidente envelhecido em um futuro próximo, ao contrário do mundo oriental, cada vez mais jovem, com exceção da China e do Japão. Lá, as populações continuam crescendo, as taxas de nascimentos explodem e o prenúncio é o de um cenário inquietante para o equilíbrio político analisado da perspectiva ocidental.

Nas classes médias urbanas das capitais brasileiras, no Sul e no Sudeste, a expectativa média de vida atual já é semelhante à europeia. Mas ainda há contrastes por causa da abissal desigualdade de renda, que, mesmo combatida com rigor, ainda estigmatiza o país. De qualquer modo, nas comunidades mais pobres e nas classes populares, o número de nascimentos diminui a passos acelerados. Se gerar muitos filhos nesses agrupamentos antes significava uma espécie de patrimônio humano familiar (maior produção de trabalho e reserva, para o futuro, de pessoas cuidadoras dos pais idosos), hoje a qualidade da educação dos filhos e a perspectiva real de ascensão social passaram à frente desses interesses.

Faz tempo que os pobres perceberam que envelhecer com recursos (leia-se envelhecer com saúde e com atendimento médico decente), a celebrada *velhice dourada*, aclamada nas utopias das classes médias, é um direito de todos. Os velhos abonados muitas vezes vivem uma realidade agradável. Os outros não querem mais viver a humilhação, a incerteza e a angústia.

A população de aposentados ainda atuante no mercado de trabalho é crescente. Uns sobrevivem de modo precário, fazem biscates, têm empregos menores, abaixo de suas qualificações. Na favela, a avó administra a casa e a vida doméstica para que os pais de seus netos possam trabalhar fora, contribuindo, assim, para o sustento familiar.

Os novos velhos da classe média também estão ativos. São consultores, presidentes de conselhos empresariais, comerciantes e profissionais liberais. Nesse universo, ninguém quer parecer envelhecido, para não ser expulso do mercado profissional, sexual e de consumo. Gastam-se fortunas em medicamentos, cosméticos, cabeleireiros, plásticas sucessivas, preenchimentos de rugas, planos de saúde privados, consultas médicas, revigorantes sexuais, vitaminas, academias e fisioterapia. Agências de turismo e companhias aéreas, spas e a indústria farmacêutica dos antidepressivos faturam alto com esse maravilhoso novo público que é o segmento da *velhice dourada*. E os outros idosos?

O Brasil é um dos dois maiores mercados consumidores no planeta na guerra ao envelhecimento, com indivíduos em busca de uma fictícia juventude eterna ou pessoas desejosas e merecedoras de gozar uma velhice saudável e cuidada.

No Rio de Janeiro, onde a cultura obsessiva do corpo assume contornos histéricos, a palavra velhice soa mal. Pode significar descartabilidade, discriminação, aposentadoria compulsória, marginalização, pobreza, solidão. O marketing, no entanto, parece hipnotizar homens e mulheres, e mascara a velhice com expressões ridículas – *terceira idade, feliz idade, melhor idade, nova idade*. Os idosos são *tios* ou *velhinhos*, expressões que, se por um lado podem ser afetuosas (como quando, no passado, se dizia *velhinho*), por outro são um modo de desqualificá-los, infantilizando-os.

Mas a revolução de idosos segue o curso implacável, resultado de um vigoroso avanço biotecnológico. Os novos velhos exercem a cidadania e votam; são produtores e consomem. Atuam, representam, circulam, decidem, participam e agem. Por enquanto, constituem uma força de trabalho relativamente modesta no Brasil. Mas logo estarão no patamar das populações de novos velhos dos países centrais onde há uma formidável massa de indivíduos da geração do pós-guerra, a dos *baby boomers*, agora envelhecidos, que deseja entrar com apetite no mercado de consumo – os americanos também estão (re)entrando no mercado de trabalho.

Com esse quadro, *envelhecimento global* será uma expressão-chave para os próximos anos.

Seguir em frente

A reinvenção dos idosos no século XXI não é mais uma manobra de marketing. Assim como se cunharam expressões como *nova mulher* e *novo homem* nos anos 1980, a chancela da *nova velhice* não se alinha como um truque para estimular os cidadãos, hoje travestidos de consumidores, a comprar.

A verdade é que não envelhecemos mais como ocorria há duas gerações. Desse tempo para cá, mais do que uma mudança, houve a ruptura do comportamento conservador então vigente, e valores cultuados antes da Segunda Guerra Mundial foram para o lixo. A revolução das mulheres é um exemplo. Por sinal, o feminismo está intimamente relacionado com essa revolução de idosos.

Os *baby boomers* envelheceram carregando consigo, em muitos casos, os paradigmas liberalizantes e abertos da revolução de costumes de então. É uma geração laboratório. Um grupo experimental que nem sempre pode se valer das experiências conservadoras dos que vieram anteriormente, mas sente dificuldade de acompanhar os novos eventos tecnológicos, em sucessão estonteante.

Como os idosos se inserem, ou são marginalizados, nesse mundo vertiginoso de agora, do *aperta-botão-passa-cartão*? Mundo com multidões circulando em várias direções, nas ruas, nos shopping centers de bairros e periferias, nos aeroportos, nas cidades turísticas; mundo acelerado no qual a tecnologia impera?

Que chances têm de participar do mundo de agora, cuja chave mestra é um conjunto de senhas que dão acesso ao cotidiano mais trivial? Como continuar vivendo, confortavelmente, e participando dele?

Novos contornos da velhice estão aí. Alguns percebem a inutilidade da corrida contra o tempo e a perseguição frenética para recuperar, pelos menos em parte, a imagem jovem que um dia foi a sua, conseguindo prosseguir inseridos nesse mundo imagético onde o que conta são as aparências. Outros procuram domar memórias obsessivas de um apogeu idealizado, quando se era jovem, belo e poderoso, aos 30, 40 anos, naquele "ah, no meu tempo", como se referem à sua idade de adulto jovem.

Há os que encontram gratificação e plenitude no despontar de uma espiritualidade natural, em novas viagens interiorizadas – agora sem LSD –, experiências inéditas, comuns a todas as idades e não apenas à última etapa da existência.

E há os que estão buscando a essência humana, sua alma e o encontro interno consigo mesmo: os grandes velhos.

De qualquer modo, os atuais aspectos sociais, econômicos e políticos exigem a criação de políticas públicas inovadoras diante da crescente longevidade das populações. Cuidar do idoso ativo, independente, é tarefa do indivíduo – preservando a própria saúde quando isso é possível – e também é responsabilidade da família – uma norma constituinte. É obrigação da sociedade, que deve respeitá-lo, e também do Estado, que deve protegê-lo, abrigando os mais frágeis e os menos favorecidos, promulgando leis, elaborando normas, ampliando, aprofundando e aperfeiçoando o sistema público de saúde, o Estatuto do Idoso, criando centros de convivência e proporcionando-lhes equipamentos e possibilidades que lhes ofereçam a merecida condição de cidadãos de primeira classe.

Neste livro, nosso objetivo é mostrar como os velhos se veem e como são percebidos através – ou apesar – dos falsos mitos e do marketing enganoso.

Em pesquisa do Departamento de Psicologia Social da PUC-Rio com quatrocentos homens e mulheres, uns envelhecendo e outros já idosos, com o objetivo de analisar aspectos psicológicos da velhice, certo número de entrevistados apresentou uma atitude negativa e mórbida. Achavam que o tempo iria *liquidá-los*. Não aceitavam que a velhice pudesse ser uma espécie de *acabamento*, de refinamento de sua existência. Pessoas ranzinzas, autoritárias, se mostravam mesquinhas e egoístas. Viviam a fase do *não*. "Não vou mais precisar sair de casa, não será mais preciso cantar, não quero mais dançar. *Não quero*."

Por outro lado, havia idosos com a atitude do "sou eternamente jovem, sou um consumidor, sou acelerado". Viviam a eternização da meia-idade. Era a turma do botox, das plásticas sem fim, adoradores do mito da eterna juventude.

Alguns entendiam que sofremos perdas e somos aquinhoados com ganhos em todas as idades. Assumiam a ideia de que, com a proximidade da finitude, se apresentam limitações – as doenças crônicas –, mas não negavam essa finitude.

Outro grupo era o de pessoas com vida produtiva e animada. Nele, apresentaram-se homens que se imaginavam eternos produtores e reprodutores. Viviam o mito do herói. E havia indivíduos integrados nessa etapa de vida que pensavam ser a velhice um tempo de gratuidade, um tempo de usufruir. "Não preciso mais produzir tanto", diziam. (Lembremos que a pesquisa foi feita entre indivíduos da classe média da Zona Sul do Rio de Janeiro.)

Como ideia geral, concluiu-se que o declínio orgânico era relativo; que além das perdas orgânicas e da deficiência dos órgãos dos sentidos, as perdas sociais eram até mais importantes para o seu bem-estar. Alguns entrevistados disseram: "Quem disse que é preciso se aposentar de tudo? Podemos ler, podemos estudar." E chegou-se a algumas conclusões: 1. Os indivíduos que vivem em torno do idoso esperam que ele tenha uma vida ativa até o fim; 2. O idoso deve assumir a responsabilidade de continuar sendo ele mesmo e de viver seu potencial, e não pode nem deve esperar que os outros tomem conta dele.

Na mesma pesquisa foi discutido o equívoco do mercado de trabalho, que aposenta compulsoriamente o indivíduo mais velho.

Mas a conclusão mais surpreendente foi esta: mais até do que o medo da morte, frequentemente o velho tem medo de viver – tem medo da vida. Por sinal, em parte ele tem razão: a vida às vezes se mostra bastante assustadora.

Os grupos de reflexão que participaram da pesquisa do Departamento de Psicologia Social da PUC-Rio também elaboraram sugestões para facilitar o cotidiano dos indivíduos de meia-idade em diante, para melhorar sua qualidade de vida e para promover um desenvolvimento contínuo:

- *Aproveitar os instantes e vivê-los o mais plenamente possível.*
- *Ser solidário e saber receber gestos de solidariedade.*
- *Administrar o tempo sem a obsessão de controlá-lo.*
- *Abrir-se para o imprevisto e não sofrer em demasia se ele for desagradável.*

- *Procurar conter a impulsividade destrutiva.*
- *Aceitar a própria desorganização e as próprias limitações.*
- *Gostar das "coisas pequenas", sem hierarquizá-las.*
- *Desenvolver alguma habilidade manual.*
- *Aprender a dizer não, impondo o próprio limite.*
- *Não deixar o ressentimento maltratar corpo e mente.*
- *Abandonar a fachada autoritária e permitir que aflore a doçura.*
- *Aceitar-se e deixar de buscar a aprovação no outro.*
- *Virar a página da ilusão da família feliz, que só existe no álbum de fotografias.*
- *Continuar lutando pela família que se tem.*
- *Buscar e encontrar a paz possível.*
- *Aceitar as perdas e chorar os lutos para viver melhor as alegrias.*
- *Conscientizar-se de que a falta sempre existirá. Fazer dela uma aliada para mobilizar-se na direção dos desejos – e não uma inimiga, que o transformará em eterno carente.*

- *Fazer uma triagem nos compromissos para não se sentir usado.*
- *Discriminar o dever do querer e, preferencialmente, engajar-se no segundo.*
- *Não dizer sim nem não de imediato. Parar para refletir.*
- *Elaborar a necessidade de ser necessário, mas com a consciência de que somos todos prescindíveis.*
- *Tentar dar conta das prioridades sem inventar mais compromissos para se atordoar.*
- *Desvincular a solidão da ideia de desprestígio e desamor. A solidão pode ser bem-vinda como oportunidade de descanso, meditação e reavaliação.*
- *Fazer um projeto tentando diminuir o "tem de" da vida, para torná-la mais leve. Desse modo não haverá do que se queixar quanto ao peso dos anos.*
- *Aceitar não ter feito o correto e o adequado no passado. Na época, foi certamente o melhor que se podia fazer, considerando-se as circunstâncias do momento.*
- *Ajudar o próximo sempre que puder. Isso provavelmente ajudará o idoso. Mas se for melhor dizer não, não precisa voltar atrás nem se culpar. É enfrentar e seguir em frente, com serenidade.*

II

OS GRANDES VELHOS

Visões de Aristóteles, Platão e Cícero

Aristóteles, na sua obra *Retórica*, se referia à velhice com respeito, com doses de realismo, mas em uma perspectiva conservadora. Já no seu tempo, Aristóteles sabia que a velhice poderia não ser fácil. Para ele, a velhice não era – como não é até hoje – *suco de laranja*.

> *A alma não é intelecto puro. Até mesmo os animais possuem uma alma com uma relação necessária com o corpo. E o homem só existe através da união dos dois, que é a forma do corpo. Os males que afetam o corpo atingem o indivíduo todo, e é preciso que o corpo permaneça intacto para que a velhice seja feliz. Uma bela velhice é aquela com a lentidão da idade, mas sem deficiências. E ela depende, ao mesmo tempo, das vantagens corporais que se poderá ter e também do acaso.*

Em sua obra *Ética*, Aristóteles acrescenta: "O sábio é alguém capaz de suportar todas as vicissitudes com magnanimidade." Mas reconhece que os bens do corpo e os bens exteriores são necessários ao bem do espírito. O homem progride até os 50 anos, observa ele. Depois disso, para eles não haveria mais desenvolvimento.

E é preciso atingir certa idade para possuir a *frenosis*, a sabedoria prudente que permite ao velho se conduzir com equidade e usar o que acumulou de experiência nas etapas anteriores da vida. "É um saber incomunicável", diz ele, "porque é vivenciado; não se trata de um valor abstrato." E reconhece, sem ilusão, que "com uma idade mais avançada o declínio do corpo acarreta o declínio do indivíduo inteiro".

Mais adiante, o filósofo lembra: "O homem idoso vive mais da lembrança do que da esperança." Mais do passado que do futuro. Por isso, sua concepção da inserção dos idosos na sociedade é a de que eles devem ser afastados do poder. No seu entender, são indivíduos enfraquecidos. À frente da *pólis*, das cidades-Estados como Atenas, Esparta e Corinto, Aristóteles proclamava que não deveriam estar os intelectuais – como preconizava Platão –, mas sim um grupo policial. "Não será entre os idosos que se recrutará a polícia de uma *pólis*."

Para Aristóteles, a *pólis* ideal era a que conjugava "democracia com uma alta dose de oligarquia". Sua visão da política é conservadora, assim como sua visão da velhice, porque é melancólica e afasta os idosos do governo.

Já as reflexões de Platão sobre a *pólis* ideal, em *A república*, são as que situam nela a garantia da felicidade do homem. "Mas a felicidade é a virtude e a virtude emana do conhecimento da verdade", diz Platão.

> *Apenas os homens que saíram da caverna para contemplar as ideias são indicados para governar. Eles só estarão capacitados para tal missão após uma educação iniciada na adolescência, a qual frutificará plenamente aos 50 anos. A partir dessa idade, o filósofo possui a verdade e se torna, então, o guardião da pólis.*

Uma visão oposta à de Aristóteles, já que Platão afirma que apenas às portas da velhice o indivíduo atinge a maturidade, a plenitude, a virtude, o conhecimento e a verdade – ou seja, a sabedoria. É quando se encontra preparado para liderar, para governar, administrar e tomar decisões. A visão de Platão é a do elogio da velhice.

A verdade do homem reside na sua alma imortal. O corpo não passa de uma aparência ilusória. A alma pode explorar o corpo em seu benefício, sem, no entanto, ter necessidade dele. As decadências da idade não atingem o corpo; e até mesmo se os apetites e o vigor físico decrescem, a alma fica mais livre dele.

Na sua *República*, Platão preconiza que

os mais idosos devem mandar, e aos jovens cabe obedecer. Os corregedores, que controlam os magistrados, terão de 50 a 75 anos. Os guardiões da lei, cujo papel é importante, de 50 a 70 anos. A partir dos 60 anos os homens não participam mais dos cantos, dos excessos e das bebedeiras dos banquetes. Eles presidem esses banquetes, impedem os excessos e fazem uso da palavra para tratar dos assuntos morais que inspiram os cantos.

Sobre as relações entre os mais velhos e os mais jovens, Platão escreveu:

Há obrigações dos filhos com os velhos pais a quem eles devem se dirigir respeitosamente, colocando os bens pessoais e a própria pessoa a seu serviço. Não há objeto de culto mais digno de respeito do que uma mãe ou uma avó, um pai ou um avô oprimidos pela velhice.

No seu livro *De senectute*, best-seller cujo prestígio atravessou os tempos e as culturas, o romano Marco Túlio Cícero faz sua memorável defesa da velhice. Na verdade, ele desejava provar, na época, que a autoridade do Senado romano, havia muito abalada, deveria ser reforçada.

Nos diálogos que criou entre o velho Catão, de 80 anos (seu *alter ego*), e os jovens Caio Lélio e Cipião Cícero, ele diz: "Se a velhice for de extrema miséria, não poderá ser suportável nem mesmo para um sábio." E demonstra que a idade, longe de desqualificar o mais velho, aumenta suas capacidades e sua criatividade.

A estrutura do livro se apoia nos argumentos usados por Catão para responder às provocações dos dois jovens romanos. "Diz-se que a velhice não produz mais nada", observam os moços. "É falso", rebate Cícero. "As grandes coisas se realizam através da autoridade, do aconselhamento, da sábia maturidade da qual a velhice, longe de estar despojada, encontra-se, ao contrário, mais abundantemente provida."

Os Estados, ele lembra, sempre foram arruinados pelos jovens e, depois, restaurados pelos mais velhos. "O velho conserva todo seu espírito desde que não renuncie a exercitá-lo e a enriquecê-lo."

Os moços insistem: "A velhice nos priva dos melhores prazeres." Resposta de Catão/Cícero:

> *Os melhores prazeres mudam com a idade. Um velho terá imenso prazer nas amizades antigas, no bom vinho, no paladar pausado, na reflexão, na arte e na cultura, e os desfrutará com muito mais volúpia do que o jovem porque ele tem mais vagares e mais compreensão das coisas. Além do mais, é bom lembrar que não se sofre por aquilo que não se possui e que não é mais desejado.*

A dupla contra-ataca: "Dizem que os velhos são rabugentos, são difíceis." "Não", responde o velho Catão. "Os velhos são rabugentos quando sempre o foram na sua idade mais jovem; os outros é que não percebiam isso." *Saber envelhecer* é o título da edição em português do clássico de Cícero.

Vigor e sabedoria

Voltaire, por sua vez, foi outro *grande velho*, assim como Victor Hugo e Liev Tolstói, cada um ao seu modo. Os três eram a favor da coletividade, da defesa dos mais fracos e dos humildes durante as suas belas velhices; eles contradizem a máxima de que os homens costumam ser incendiários na juventude e bombeiros na velhice. Foram idosos incendiários, e talvez por isso a última etapa de suas vidas tenha sido tão produtiva e realizada.

François-Marie Arouet, pseudônimo Voltaire, nasceu em 1694 e morreu em 1778, aos 84 anos. Sempre se posicionou contra a tirania e nunca receou a exposição pública na defesa da justiça social. Por isso foi feito prisioneiro na juventude, expulso da França e exilado na Inglaterra, onde viveu por vários anos.

Já na velhice, ao retornar de Londres, adquiriu a casa onde viveria até pouco antes de morrer, na fronteira suíço-francesa – a casa em pouco tempo se tornou uma meca da romaria dos intelectuais e pensadores europeus da época, espécie de capital intelectual do continente, para onde as grandes inteligências de então se dirigiam a fim de visitar e trocar ideias com Voltaire. Quando ele obteve autorização para voltar a Paris, sua emoção foi tão intensa que morreu pouco tempo depois, dono de uma enorme fortuna amealhada com a compra de ações da Companhia das Índias Ocidentais e com ganhos na loteria.

Símbolo, encarnação, representante máximo do Iluminismo, Voltaire foi um inimigo feroz da Igreja e das direitas conservadoras de seu tempo. Desse modo, o sepultamento do seu corpo não foi autorizado em nenhuma igreja de Paris. Foi enterrado na região da Champagne, até que, tempos depois, seus restos mortais foram levados para o Panthéon. Mesmo assim, eles acabaram sendo roubados por neoconservadores.

Voltaire viveu uma velhice vigorosa, ativa, entusiasmada. Apreciava particularmente a filosofia chinesa e as ideias do pensador Confúcio, sobre quem deixou registrado: "Ninguém legislou de modo mais útil para a raça humana que Confúcio. Que belas regras ele ofereceu ao homem desde a criação do mundo." Os últimos vinte anos de vida de Voltaire são considerados os mais produtivos relacionados aos trabalhos escritos em favor dos demais, e em particular dos grupos de populações mais frágeis do ponto de vista social.

Outro imenso pensador da velhice viveu na Rússia csarista. O conde Liev Nikoláievitch Tolstói foi um dos *grandes velhos* da humanidade até sua morte, aos 82 anos, pouco antes da Revolução Soviética, em 1905.

Na primeira etapa da vida, Tolstói escreveu grandes romances; foi sua época de escritor consagrado. Na segunda, era o teórico, o militante socialista, o profeta, o reformador social, embora continuasse a escrever contos e romances.

Tolstói foi envelhecendo e apurando seu aguçado senso de compaixão pelo ser humano, com a consciência da necessidade de proteger os indivíduos mais pobres. Nessa segunda etapa, influenciou o pensamento de homens como Gandhi, admirou o sistema dos *kibutzin* israelenses e foi uma autoridade moral em sua amada Rússia, onde chegou a se mostrar figura tão poderosa e influente quanto o csar.

Sófia, sua mulher, era uma criatura neurótica, ciumenta e possessiva, que o atormentou até o fim. Enquanto Tolstói escrevia seus grandes romances, *Guerra e paz* e *Anna Karenina*, a condessa Sófia viveu os melhores momentos da sua vida, como deixou anotado em seu diário. Recopiava os rascunhos dos romances e se sentia próxima do marido por meio dessa colaboração. Nos períodos em que ele não estava escrevendo, ela se consumia em ciúmes.

"Entre nós dois, Sófia e eu, foi travada uma luta de morte", escreveu Tolstói. Depois de cada batalha conjugal pontuada por brigas monumentais, ele sofria pequenas síncopes e apresentava leves perdas de memória.

Mas o seu vigor se tornou lendário e ele fazia questão de cultivá-lo. Aos 67 anos aprendeu a andar de bicicleta e, nos anos seguintes, costumava fazer longos passeios pelos campos de sua imensa propriedade, pedalando, a pé ou a cavalo. Jogava tênis, tomava banho de água gelada nos rios e, durante o verão, ajudava os camponeses a ceifar a colheita, às vezes por horas a fio. Nunca, no entanto, deixou de escrever. Recebia visitas, lia e se mantinha informado sobre tudo que ocorria no mundo. Promovia campanhas no exterior, como na Inglaterra, em prol de direitos humanos, e comemorou 70 anos com grande alegria. Por volta de 1901 a saúde enfraqueceu e Tolstói pareceu iniciar a decadência física. Sofreu de impaludismo, reumatismo e dores no estômago. A certa altura, Sófia escreveu a amigos observando que o marido tinha se tornado "um velhinho magro e lamentável". Mas o velhinho magro e lamentável reagiu e, surpreendentemente, recuperou a saúde. Retornou os passeios, cada vez mais longos, a pé ou a cavalo, voltou a fazer ginástica e retornou a algumas novelas. Escreveu, além delas, duas peças de teatro, uma antologia e um longo ensaio no qual acerta as contas com Shakespeare, a quem detestava. Já tinha iniciado um manuscrito de duas mil páginas, depois condensado para um romance de duzentas, que seria *Khadji-Murát*.

Nessa segunda etapa da vida, Tolstói demonstrava grandes preocupações éticas, morais e políticas. Chegou a cogitar distribuir suas terras entre os mujiques e pensava em renunciar aos ganhos literários. Terminou transferindo para Sófia seus direitos autorais, fundou uma pequena editora para publicar livros de baixo custo, que estivessem ao alcance do povo, e passou a confiar seus manuscritos à filha, Sacha. Mas as cenas entre o casal se tornaram cada vez mais violentas. No fim, abriu mão de sua grande fortuna em benefício da mulher e dos filhos e, embora tenha começado a pensar em uma separação definitiva, na noite do dia em que completou 70 anos ainda dormiu com a companheira — que o acusava de ser homossexual e de ter seu discípulo predileto e querido, Tchertkov, como amante.

Os festejos dos 80 anos do escritor foram uma apoteose. "Mas sinto a alma pesada", confiou à filha. Sem conseguir mais conviver com a difícil situação conjugal, saiu de casa em definitivo e embarcou em um trem. Acabou agonizando e morrendo na pequena casa do chefe da estação ferroviária de Astápovo, cidadezinha que se encontrava no seu trajeto. Avisada pelos jornalistas da agonia do marido, Sófia ainda se deslocou para o lugarejo, tentou entrar na residência, mas não teve sucesso: os filhos a impediram. Mesmo assim, ficou rondando a casa até Tolstói morrer.

Victor Hugo também não viveu o clichê da velhice considerada *tranquila* — na qual, na verdade, nada mais ocorre de *novo* e de imprevisto. Assim como Tolstói, Hugo não compôs um casal ideal com a mulher. Mas sua velhice foi vigorosa, e participou intensamente da vida da época, até o fim. Morreu aos 83 anos, em 1885. Publicou *O corcunda de Notre Dame* aos 54 anos e *Os miseráveis* aos 60. Republicano fervoroso, já idoso lutou contra os bonapartistas de Napoleão III e a favor da Comuna de Paris de 1870, primeiro governo proletário no mundo, instalado na capital francesa. Foi deputado e, depois, senador. Seu enterro, no Panthéon, em Paris, foi acompanhado por dois milhões de pessoas. Era uma celebridade amada pelas multidões e recebeu em vida todas as homenagens imagináveis, inclusive a de presenciar uma das principais avenidas da cidade, na nobre região do Arco do Triunfo, ser batizada com seu nome. Juliette, sua mulher, viveu um casamento sofrido. Hugo teve uma sexualidade superativa até sua morte, e Blanche, a principal amante, constituiu um grande tormento para Juliette até que esta conseguiu casá-la e fazer com que desaparecesse da vida do marido. Mas outras mulheres logo sucederam Blanche na cama de Victor Hugo. O casal se separou e se reconciliou diversas vezes. Ela acreditava que, com a idade, os ímpetos sexuais de Hugo diminuiriam e esperava que o casal vivesse uma velhice calma, lado a lado, sem os prazeres da carne. Foi uma tremenda desilusão.

Para alguns especialistas em envelhecimento, não há relação comprovada entre indiferença sexual, inércia e impotência em todos os outros aspectos da existência. Para outros, ao contrário, a queda da libido é geral.

Victor Hugo, assim como Picasso, foi uma das provas vivas que dão razão aos primeiros. Manteve-se um criador cada vez mais poderoso, com grande apetite sexual, até o fim da vida. Exatamente como o extraordinário catalão.

Em sua obra, pintava a velhice com cores honoríficas e sempre concedeu um lugar de honra aos indivíduos idosos. Desenhou retratos épicos de personagens velhos, gigantescos. Raras vezes a velhice ocupou tanto espaço e foi tão exaltada como na obra de Hugo. Era como se pressentisse que, na velhice, ele próprio viveria o momento mais perfeito de sua existência – o que de fato ocorreu. Para Victor Hugo, a antítese predileta, o contraste romântico que mais o encantava era a velhice opondo um corpo defeituoso a uma alma sublime. Um corpo enfraquecido e um coração indomável.

No exemplo de Victor Hugo, cabe o espaço de reflexão: às vezes, mesmo inconscientemente, preparamos para nós, no começo da vida, a velhice desejada. Com alguma sorte podemos até chegar lá. Mas outro aspecto, bem menos admirável, da velhice de Hugo é o fato de ter sido um pai tirânico que destruiu a vida dos filhos, transformando a existência da filha Adele H. em tragédia. O monstro sagrado chegou a enterrar Juliette e os dois filhos. Mas foi um avô afetuosíssimo.

Outro idoso que escreveu cada vez melhor a partir da idade mais avançada é o colombiano Gabriel García Márquez. A partir de sua obra-prima, *O amor nos tempos do cólera*, na qual relata a trajetória apaixonada, persistente e – na velhice – bem-sucedida de seu protagonista, García Márquez fez alguns retratos exemplares de idosos consumidos pelo passado, pela espera, pela ansiedade, pelas memórias e pela solidão em *O outono do patriarca*, *Ninguém escreve ao coronel* e *Memórias de minhas putas tristes*.

III

NO MUNDO MAIS VELHO

Quem vai pagar a conta?

Preocupada com a grande disparidade entre o número de idosos no Brasil – cerca de 20 milhões de pessoas – e o número de médicos geriatras atuando no país, a Universidade Aberta da Terceira Idade (UnATI), da Uerj, oferece, em parceria com a Faculdade de Medicina da mesma universidade, a 19ª turma de pós-graduação em Geriatria e Gerontologia, a fim de promover um curso com informações atualizadas sobre planejamento de ações de saúde do idoso; ações de promoção de saúde e prevenção de doenças; diagnóstico clínico e laboratorial das síndromes e patologias geriátricas; previdência social; metodologia da pesquisa; economia e saúde. Profissionais de fisioterapia, medicina, odontologia, fonoaudiologia, psicologia, enfermagem, nutrição, educação física, direito e arquitetura são os que mais procuram o curso. Cada área tem acompanhamento de doutores e mestres em geriatria e gerontologia.

Esse é o anúncio, publicado em 2010, chamando para mais uma turma de pós-graduação em Geriatria e Gerontologia. O idealizador e coordenador,

Renato Veras, é um dos especialistas no tema do envelhecimento da população mais conceituados do Brasil. Veras é diretor-geral da UnATI e consultor de um projeto semelhante, a UnATI de Manaus, em funcionamento sob a coordenação do médico amazonense Euler Ribeiro.

Diz Ricardo Veras:

> O tema do envelhecimento populacional no Brasil está estabilizado. Mas não vemos uma discussão que acompanhe o crescimento acelerado dessa faixa de idade. Fala-se que é preciso fazer alguma coisa para proteger os idosos. O quê?
>
> Fora a UnATI, no plano acadêmico, a Universidade de São Paulo (USP) tem um núcleo clínico e um setor de epidemiologia do idoso, mas o projeto maior de Universidade Aberta para a Terceira Idade está em Manaus, que há três anos segue o modelo do Rio de Janeiro com cerca de oitocentos alunos e é um sucesso.
>
> De doze anos para cá, a situação do idoso, uma questão relevante em todo o país, entrou na ordem do dia. Há doze anos a população idosa era de cerca de 13,5 milhões. Hoje, são 22 milhões. Incluir mais nove

milhões de idosos na sociedade no espaço de tempo de uma década é muita coisa. Todas as iniciativas são bem-vindas, mas está havendo um grande descompasso entre elas e a realidade. Talvez hoje a situação seja até mais complicada do que antes. As pessoas estão vivendo cada vez mais, continuam esticando a vida, e a questão do envelhecimento está tornando o mundo bem mais complexo: há menos nascimentos e as mortes são adiadas. O número de contribuintes diminui e o de beneficiários aumenta.

Mas na maioria dos países ocidentais a questão da aposentadoria é a grande discussão. A lógica da Previdência é esta: o indivíduo começa a trabalhar cedo, ainda jovem, e entra com 10 por cento do salário, todos os meses, para a Previdência. Trabalha trinta anos, poupa 10 por cento cada mês para, depois, usufruir 100 por cento do salário durante mais trinta anos. É uma conta que não fecha. Estamos trabalhando com idosos e assistimos de perto ao que está ocorrendo. Temos afeto por essas pessoas: elas contribuíram para construir o país e fizeram um acordo social para usufruir a aposentadoria durante seis, sete anos. E agora elas vivem mais trinta anos!

Então, a questão da Previdência passa a ser um saco sem fundo. É um problema para o qual não vejo solução fácil.

O cidadão diz: "Estou pagando há anos – vou exigir o meu direito." É correto. Mas sei também que é impossível fazer uma poupança de um pedacinho do salário e pensar que, ao fim de trinta anos, a pessoa terá 100 por cento deste valor para usar pelos próximos trinta anos. É como ir ao supermercado com cinquenta reais e querer comprar os melhores produtos, a melhor carne, o melhor vinho, o melhor champanhe – quando passar no caixa, não vai dar.

Cada vez mais o Estado terá que cobrir esse rombo; e o Estado (que em última instância somos todos nós) não tem dinheiro para pagar.

Mas o idoso, assim como a população de baixa renda, que até então se encontrava fora do mercado de consumo, de oito anos para cá começou, com a melhoria dos ganhos, a consumir também. Consumir mais medicamentos, viajar mais, alimentar-se melhor. Um consumo que vem aumentando nos últimos anos. Por outro lado, o número maior de anos de vida para os indivíduos ampliou a fragilidade dos idosos. Surgem mais casos de diabetes, mais hipertensão, e o setor da saúde gasta mais.

E há ainda a questão das aposentadorias absurdas e milionárias. Elas constituem 10 por cento do total de aposentados, mas de qualquer modo, para quem se encontra apertado financeiramente – ou seja, o Estado –, essas aposentadorias escandalosas não ajudam.

A questão é complexa porque se trata de um assunto bastante novo. Até quinze anos atrás o Brasil era o país da garotada, era o país do futuro; hoje, a situação é mais preocupante, e não apenas aqui, mas na Europa, em especial na Itália, Alemanha, França, e também nos Estados Unidos, onde os aposentados que estão bem financeiramente pagaram caro por sua previdência privada; e lá os salários são mais altos.

O mundo envelhecido se tornou mais complexo e apresenta situações não imaginadas até pouco tempo atrás. O que sabemos hoje é que, com o aumento dos anos de vida nas sociedades, o modelo antigo, relacionado ao envelhecimento das populações e usado no passado, não serve mais e não pode continuar sendo aplicado. É um modelo criado para outro período do mundo – que passou.

Soluções? O Estado tem que começar a dispor de uma parcela significativa de seu orçamento para proteger o cidadão idoso e assim diminuir outros serviços? Manter isso e cortar aquilo? Ou seria um pacto nacional? Um pacto social? Um pacto planetário? Ou partimos para o modelo americano de penalizar quem não poupou durante a vida? Nos Estados Unidos, a ideia é esta: que história é essa de um pai bondoso (o Estado) que quer proteger as pessoas?

São situações para as quais ainda não se tem resposta. É claro que o assunto mobiliza. Com a expectativa de vida em contínua expansão, a partir de algum momento, de algum ponto na idade mais avançada do indivíduo, haverá um custo maior para o Estado. O tema emociona: na França, pipocam passeatas de idosos exigindo o restabelecimento de seus direitos e o cumprimento das regras elaboradas quando eles começaram a trabalhar. Quem pode ser contra isso?

No Brasil, essa pressão tende a crescer. São mais aposentados novos e mais aposentados antigos que percebem que seu dinheiro está ficando curto e então se levantam em autodefesa: "Eu quero o meu primeiro; estou pagando há anos." Situações novas para as quais não há resposta única. Mas está claro que alguma solução será dada, para um lado ou para o outro. Os governos terão de cortar em outras áreas e decidir. Vamos privatizar isto ou vamos privatizar aquilo? Seguimos o modelo americano? Se seguirmos os americanos, será como dizer ao cidadão: "Olha, quando você ganhar o seu salário mínimo, tire um pedaço dele e poupe para quando estiver velho." Sem possibilidade.

Qualquer solução será motivo de muito embate e de muita briga. No fim, a conta pode acabar sendo transferida para a sociedade – e será o indivíduo quem vai pagá-la de alguma maneira.

Hoje, as pessoas não estão mais morrendo na *data certa*. Dizia uma senhora nonagenária à filha que fora apanhá-la no hospital, de volta para casa, curada, depois de ser desenganada pelos médicos: "Agora está muito difícil morrer, minha filha."

Os atuais idosos são autônomos, independentes e, de modo geral, estão bem. Entrar nos 60 anos sabendo que há possibilidade de viverem ativos, criativos, até os 90 – por que não? Os filhos já saíram de casa, estão trabalhando; é, eventualmente, a hora de trabalhar, ganhando mais dinheiro e produzindo para si.

Dou um exemplo: fui chamado pela Embratel para fazer um trabalho de preparação para a aposentadoria com um grupo de engenheiros altamente qualificados. Defini três grupos para trabalhar melhor. O primeiro era daquelas pessoas que dizem: "Eu trabalhei trinta anos no centro da cidade. Agora, pego o dinheiro que estão me dando, vou para casa, visto o pijama para ver a sessão da tarde na TV e dou uma relaxada." Para esse grupo mostrávamos que, quando não se tem projeto, a vida é mais difícil; que ter projetos é fundamental; que ainda havia um enorme tempo de vida pela frente.

O pessoal do segundo grupo me dizia: "Há muito tempo trabalho no centro da cidade. Vou cortar todas as minhas gravatas, faço uma trancinha com elas e quero fazer teatro; vou me relacionar com um pessoal jovem e mudar tudo." Eu respondia: muito bem, acho ótimo você ter um projeto, mas essas mudanças não serão muito radicais, muito intensas? As experiências são interessantes, mas e se não forem bem-sucedidas? Não podem frustrar?

O terceiro grupo era pequeno, porém muito interessante. Seus integrantes mostravam como a empresa deles não sabia que bobagem estava fazendo ao despedi-los, "logo agora que tudo no mundo está mudando: vozes, imagens, sons, tudo e todos estão conectados", observavam. "Sabe o que vou fazer?", disse um deles. "Vou ficar rico. Vou criar uma empresa de consultoria na minha área. É a melhor coisa que poderia acontecer comigo."

Era fim dos anos 1990, terminei o trabalho com o pessoal e fui embora. Anos depois, estava em São Paulo com um amigo, num restaurante, e o garçom veio e disse: "O senhor daquela mesa ali está mandando este vinho para o senhor. É o melhor da casa." Brincadeira, eu pensei. Mas da outra mesa veio o aceno e aquele meu ex-pupilo gritou: "Renato, eu fiquei rico! Sou consultor da minha antiga empresa e cobro uma fortuna pelos meus serviços... Obrigado a você!" Moral da história: uns desejam vestir o pijama; outros querem ficar ricos. Cada qual tem o seu projeto, suas visões e perspectivas diferentes. Desse modo, os idosos constituem um grupo heterogêneo; não é um grupo único. Mas, de qualquer modo, agora chegou a hora de não pensarmos mais nos *velhinhos*. São 22 milhões de brasileiros pertencentes a variados agrupamentos, a tribos diferentes, vivendo diversas situações.

E precisamos também pensar que, hoje, a família mudou. Com maior frequência os idosos vivem sozinhos. As realidades são outras, bem diversas daquelas da geração anterior. Por exemplo: por que Copacabana, no Rio de Janeiro, é um bairro tão caracteristicamente de idosos? Porque nas décadas de 1950 e 1960, batizada de *princesinha do mar*, Copacabana recebeu milhares de funcionários públicos, os quais, na época, podiam comprar apartamento no bairro. Quando me refiro a esse movimento, nas minhas aulas, os alunos riem e dizem: "É como se hoje os funcionários públicos pudessem comprar um apartamento no Leblon?" Naquela época, o funcionário público tinha dinheiro para fazer a importante aquisição da casa própria. Atualmente, quem sobrou em Copacabana, na sua esmagadora maioria, foram os idosos. Muitas pessoas das gerações mais jovens saíram de lá. Nos restaurantes do bairro há cardápios específicos não apenas porque são dirigidos aos idosos, mas porque atendem a uma fidelização do cliente: se ele for bem tratado, sua tendência é frequentar aquele restaurante pelos próximos vinte anos! Outros serviços locais, bancos, farmácias, consultórios médicos e academias igualmente pretendem atender a clientela de mais idade com qualidade nesse bairro que é um dos três locais onde, no Rio, estão as maiores concentrações de população idosa – Copacabana, Méier e Nova Iguaçu.

Para se ter ideia de como as coisas estão mudando, na UnATI recebemos muitos alunos instrutores das academias de ginástica de Copacabana procurando se qualificar para coordenar atividades físicas para idosos – cada vez mais importantes para a saúde. Há quinze anos, atividade física para idoso significava hidroginástica e exercícios de baixo impacto. Atualmente, ele pega peso e procura fortalecer a massa muscular: é uma mudança significativa. Os professores das academias, então, querem aprender como tratar o mais velho, como se dirigir a ele e como levá-lo a fazer exercícios que trabalhem mais o corpo. Eles aprendem quais são os setores musculares que devem ser fortalecidos nos idosos e recebem também treinamento em prevenção de quedas. A campanha Porteiro Amigo do Idoso é outra iniciativa do bairro. Foi lançada no ano passado e é importante: porteiros de edifícios talvez sejam os melhores amigos do idoso que mora sozinho. O porteiro ajuda a carregar as compras. Tem sempre uma conversinha com o morador de mais idade. Conhece hábitos e horários do morador idoso, estranha caso ele não apareça nos horários habituais e, pelo interfone, pode saber se está tudo bem com ele. O porteiro até chama a assistência médica de urgência, quando necessário, salvando eventualmente a vida do morador de mais idade quando ele passa mal.

Qual é a solução?

As observações de Veras sobre a Previdência são semelhantes às do médico Euler Ribeiro, diretor da UnATI da Universidade Estadual do Amazonas, ex-secretário de Saúde do Amazonas, ex-deputado federal e relator da Constituinte de 1988 para a Previdência. Euler comenta:

> A questão da Previdência se tornou um saco sem fundo e é um problema para o qual não consigo ver solução fácil, assim como acha o Veras. O cidadão pensa, aguardando a sua aposentadoria: "Eu, pagando e descontando há anos... Eu vou exigir os meus direitos", e com toda razão. Esse indivíduo viu aumentar o número de anos da sua vida.

Na análise do dr. Euler Ribeiro, a arrecadação da Previdência ocorre na folha dos salários dos trabalhadores, nos sorteios de probabilidades (as loterias) e no lucro das empresas. Diz ele:

É uma arrecadação que deveria ser feita pela própria Previdência e não pelo Tesouro, o qual se apropria deles, durante dez dias, assim como dos juros correntes pagos pelos bancos, e quando os repassa para a Previdência ainda desconta os custos da operação bancária. Por outro lado, todos os recursos retirados do caixa da Previdência (quando existia esse caixa), direcionados para a construção de Brasília, da Belém–Brasília, da ponte Rio–Niterói, até hoje não foram restituídos pelos mais diversos governos. É um valor de bilhões de reais.

Outro aspecto que atualmente mostra equívocos do passado: a Constituinte de 1988 foi muito liberal, deu o direito a todos os trabalhadores de receber benefícios – mesmo aqueles que nunca tinham contribuído para a Previdência. Foi um erro de avaliação, porque o nosso regime é o da repartição simples e da solidariedade entre as gerações. Logo, deveriam receber aqueles que contribuíram.

Além de os países não estarem preparados para esse evento da longevidade estendida, alguns deram benefícios acima dos critérios de probabilidade da expectativa de vida. Por conta disso, todos enfrentam problemas – uns mais urgentes, outros menos sérios. A França, por exemplo, tem hoje mais de um milhão de aposentadorias represadas porque não tem como pagar tantos benefícios. Precisamos pensar que, com as descobertas científicas que não cessam, cada vez mais morre menos gente. Surgem novos antibióticos, mais transplantes são realizados, as vacinas são disseminadas, tratamentos quimioterápicos se amiúdam e há uma educação continuada sobre questões relacionadas à saúde. Portanto, o acúmulo nas populações será de pessoas acima de 50 anos de idade, o que é um complicador psicológico, social e econômico. Os países não estão preparados para lidar com um conglomerado de pessoas idosas nessas proporções atuais. Será preciso mais dinheiro para a saúde, habitações especiais para portadores de fragilidade e há que se proporcionar mais ocupação para essas pessoas com fins de produtividade e mais segurança para elas.

Alguns retratos do Brasil

Em um dos encontros do curso organizado pela Casa do Saber do Rio de Janeiro, em 2011, a economista Ana Amélia Camarano, doutora em Estudos Populacionais, demógrafa e coordenadora de pesquisa de População e Cidadania do Instituto de Pesquisa Econômica Aplicada (Ipea), apresentou dados e índices que oferecem parte de um quadro geral da situação da população idosa no país segundo a Pesquisa Nacional por Amostra de Domicílios (PNAD), de 2008.

Alguns deles:

- No Brasil, existem apenas 218 abrigos públicos, entre os asilos municipais, estaduais e federais.

- É de 15,2 por cento a proporção de idosos incapazes de lidar com atividades básicas da vida diária – alimentar-se, ir ao banheiro, tomar banho – e que necessitam da presença de um cuidador. Isso significa nada menos que 3,2 milhões de indivíduos.

- A família cuida ("ou descuida", como diz Ana Amélia) desses 3,2 milhões de idosos. "E, antes de dizer que a família maltrata ou abandona o idoso, devemos refletir que a família faz o que pode, sozinha, porque não tem nenhuma ajuda do Estado", diz ela, lembrando que "a família tem a obrigação constituinte (está na nossa Constituição) de cuidar dos seus idosos".

- A proporção de idosos que não estão no mercado de trabalho é de 76 por cento. Apenas 9 por cento não têm nenhuma renda, porque o Estado supre o papel de garanti-la para aqueles que, teoricamente, perderam a capacidade de trabalhar.

- Aproximadamente 76 por cento dessa população recebe algum benefício da seguridade social – previdência: aposentadoria ou pensão por morte; benefícios contributivos – ou benefício da assistência social.

- Cerca de 12 por cento dos idosos, por falta de renda ou autonomia, moram na casa de filhos, genros ou parentes. É provável que tenham alguma dependência da família. E 88 por cento têm renda. Mais da metade deles vive com filhos adultos, 12 por cento com filhos e netos e 8 por cento moram com netos, mas sem os filhos.

- Conclusão: "Os idosos dependentes da geração de baixo são em menor número do que o contingente daqueles que apoiam essa mesma geração que vem atrás. Portanto, eles são menos apoiados do que apoiam os mais jovens."

- Em termos de gastos, a população idosa gasta muito mais com saúde do que a população não idosa. É de 25 por cento a proporção dos gastos da rede do SUS dirigidos à população idosa. Os mais velhos procuram os serviços de saúde com mais frequência, seus tratamentos são mais prolongados e custam mais. Os idosos recebem mais benefícios sociais do que os outros grupos.

- É de 11 por cento a proporção da população brasileira idosa; ela chefia 24 por cento de todos os domicílios brasileiros. "Como se pode ver", analisa Ana Amélia, "aí há um grande poder de agregação". Um quarto dos domicílios brasileiros são chefiados por idosos. Em 48 por cento deles há filhos adultos morando com o idoso. E a renda dele, nesses casos, vai contribuir com 56 por cento para o orçamento familiar. "Mais da metade da renda familiar vem da renda do idoso em nada menos que 10 milhões de domicílios brasileiros", explica Camarano.

- A associação entre dependência e envelhecimento é uma visão estática, segundo Ana Amélia, "porque ela ignora os avanços tecnológicos, principalmente na medicina, e a ampliação da cobertura dos benefícios da seguridade social".

- Menos de 12 por cento dos idosos brasileiros são considerados pobres, enquanto entre a população jovem a proporção de pobres é de 29 por cento, e entre a população adulta é de 24 por cento. Ou seja: os idosos brasileiros são menos pobres do que os não idosos.

- A esperança de vida dos mais pobres estão aumentando, embora seja menor do que a das classes médias. "Pode-se dizer que houve um grande avanço, embora de forma diferenciada", mostra Ana Amélia. Uns ganharam mais (vida) do que os outros.

- "O que me preocupa", comenta Camarano, "é a questão do papel dos cuidadores dos idosos. Quem vai cuidar deles? Quando a mortalidade infantil era muito alta, nos anos 1950, foi relativamente fácil reduzi-la com algumas medidas de higiene – cuidava-se melhor da criança, dava-se a ela leite em pó, vacina, e a criança não morria –, mas as condições de vida não mudavam estruturalmente. Hoje, é muito difícil uma pessoa morrer. Mesmo que morra de acidente, de bala perdida, de uma parada cardíaca ou enfarte fulminante, isso significa 10 por cento das mortes no mundo inteiro. O avanço da tecnologia médica faz com que seja difícil morrer. Às vezes, as pessoas passam meses numa UTI e sobrevivem, mas com menos autonomia. Se antes a pessoa que tinha um AVC morria, agora não morre mais, porque vai ao hospital e se trata. Mas podem ficar as sequelas. E ela vai engrossar o grupo das pessoas sem capacidade para as atividades da vida diária. Se há uma quebra de fêmur, o indivíduo faz a cirurgia, mas, depois, não tem recursos para a fisioterapia. Vai sobreviver como cadeirante ou acamado. Então, pergunto: todo mundo vive mais, mas com que qualidade? Isso tem que ser discutido."

- "Em geral, a qualidade de vida melhorou para todo mundo, mas há um segmento da população idosa que está sobrevivendo a duras penas: é aquele que, há vinte anos, não sobreviveria. Se alguém desse grupo tivesse um AVC, no passado, não haveria nem para onde levá-lo e ele morreria. Como ocorre com a diminuição dos índices da mortalidade infantil: leva-se a criança ao posto, dá-se o soro e ela não morre; volta para casa, mas continua desnutrida."

- A dependência dos idosos pode ser reduzida por meio de políticas sociais. Uma delas é a de reposição de renda – de Previdência e de Assistência Social. Outras são políticas de saúde e cuidados de longa duração. Mas a pergunta persiste: quem vai cuidar da população idosa?

Há apenas novecentos médicos geriatras titulados pela Sociedade Brasileira de Geriatria, para uma população de 22,5 milhões de idosos no país. E 70 por cento desses profissionais trabalham no eixo Rio de Janeiro–São Paulo.

IV

PERFIS

Celso, 72 anos
Mais idoso que o pai

....

Celso Japiassu nasceu na Paraíba, em João Pessoa, mas viveu sua juventude em Belo Horizonte. Logo veio para o Rio de Janeiro, onde consolidou sua carreira de jornalista, publicitário, escritor, poeta.

Hoje ele mora em Copacabana com a mulher, Brigitta, é consultor de diversas empresas e se diverte com seu blog, no qual frequentemente retrata, com afeto e poesia, o cotidiano dos velhos moradores do bairro.

> Hoje, sou mais velho do que meu pai. E penso que também sou mais velho do que meu avô. Quando criança sempre os olhei como personagens de um mundo diferente do meu, o mundo dos adultos, e, mais do que isso, o mundo dos velhos. Depois eles morreram e hoje cheguei a uma idade que eles não alcançaram. Sou mais velho do que eles, meu pai e meu avô.

Às vezes me sinto como as duas velhinhas inglesas de um conto que li há muito tempo em que uma perguntava, decepcionada, enquanto tomavam chá: "Então era só isso?" A vida se resumia apenas ao que elas tinham vivido? Nada mais?

De outras vezes me vejo na mesma situação de Luis Buñuel, já velhinho, quando dizia que sexo só é problema para quem pensa nele. Quando não se pensa em sexo, ele deixa de interferir em nossa vida. E concluía que, se isso tivesse acontecido quando tinha 40 anos, sua vida teria sido completamente diferente. Pois é assim: na maior parte da vida, só pensamos em sexo. Vivemos, dormindo ou acordados, motivados pelo sexo, e muitas das nossas ações são por ele comandadas. Quando o sexo deixa de ser a principal motivação da vida, surge certa sensação de liberdade, o pensamento de que podemos usufruir do gozo sexual em toda a sua intensidade e nem por isso sermos por ele escravizados.

O curioso é que, embora os outros me vejam como um velho, eu não me sinto velho. Tenho as mesmas perplexidades de sempre, a mesma curiosidade diante da vida e sou capaz de repetir os erros que jurei nunca cometer.

As dores emocionais me perseguem, provocadas pelos fracassos da vida. A maior delas é a de ter visto desaparecer tantos amigos que me foram queridos. Não consigo imaginá-los mortos.

E me lembro do que José Américo de Almeida declarou, depois dos 90 anos: o mais difícil da velhice é a solidão, quando todos os seus contemporâneos desapareceram e você ficou sozinho.

O momento em que tive a exata noção de que o tempo havia passado e que estava me aproximando da velhice foi quando eu vinha pela calçada da praça Nossa Senhora da Paz, em Ipanema, e uma bela moça que caminhava em sentido contrário me olhava com atenção. Pensei: "Acho que estou agradando." Quando nos encontramos de frente um para o outro, ela perguntou: "O senhor não é o pai da Fernanda?" Eu tinha pouco mais de 40 anos. Trocamos algumas palavras amáveis e continuamos nosso caminho, mas uma nova consciência me assaltava, a de que eu talvez não fosse mais o jovem que atraía os olhares pela aparência que tinha, o jeito de me comportar e a maneira dos gestos.

Com o passar do tempo, você chama menos a atenção dos outros, até que se torna praticamente invisível. Os velhos passam despercebidos, ninguém os olha, nem mesmo os outros velhos, tão invisíveis quanto você. Isso também o torna mais livre, de certa forma, pois ninguém vai perceber se você se comportar de forma bizarra, falar sozinho, enfiar o dedo no nariz, coçar a genitália ou cuspir no chão.

Talvez seja isso que provoca o sentimento de solidão de que alguns velhos se queixam, mais que morar sozinhos. Não serem percebidos.

As pessoas que durante toda a vida foram muito sociáveis, que viveram sempre acompanhadas, têm certa incapacidade de ficar sozinhas e tendem a ser velhos deprimidos, desajustados, rabugentos e ferozes. Não compreendem que a solidão é condição humana e às vezes pode ser criativa, até mesmo divertida.

A contradição que percebo na minha experiência pessoal, como já disse, é que os outros me veem como um velho, mas eu mesmo não me sinto um velho. É claro que não tenho todas as capacidades físicas dos jovens. Não sou capaz de correr quilômetros ou descer e subir escadas aos pulos, como fazia antigamente. Há uma clara diminuição da força física, percebo que a musculatura se torna flácida, e por isso é importante alguma atividade física e um pouco de musculação, que jamais vão devolver o tônus de antes, mas vão ajudar na travessia. Não é tão fácil caminhar em linha reta, os pés não se afastam muito do chão, o que pode provocar tropeções e, se não tomar cuidado, quedas em plena rua. Percebo que ando a passos miúdos, com o pescoço um pouco para a frente, o peito ligeiramente curvado e a pélvis também jogada um pouco para adiante, o que deve me atribuir certo ar de velho sedentário e preguiçoso.

Tendo perdido quase todos os cabelos, me surpreendo com a facilidade com que os pelos crescem nas orelhas, no nariz e, segundo outro velho, meu amigo, na bunda.

Há uma perda sensível da memória para coisas como nomes, palavras, locais onde se guardaram objetos.

O melhor espelho no qual você pode se olhar é o rosto de um velho amigo. Quando me surpreendo com as mudanças ocorridas numa pessoa que não vejo há alguns anos, penso que ela está tendo a mesma surpresa em relação a mim. Pois ambos envelhecemos. É estranho encontrar as belas mulheres do tempo de jovem transformadas em velhas senhoras. Uma delas, que havia muito não via, me pareceu uma ruína. Causei nela talvez uma impressão pior, pois não se conteve e me perguntou: "O que houve com você?! Você era um rapaz tão bonito..." Respondi que foi o tempo, "que a tratou bem melhor do que a mim". Ela adorou o cumprimento e acrescentou: "Mas eu me cuido!", sugerindo que eu também deveria me cuidar.

Acho que certas mulheres lidam mais ou menos bem com a passagem do tempo, pois recorrem à cirurgia plástica, rejuvenescem internamente, e algumas passam a se vestir e se comportar como se ainda fossem as jovens que já foram. Outras, mais conscientes, temem o ridículo e preferem encarar o mundo, o seu e o dos outros, como realmente é: cheio de mudanças, cambiável, imprevisível e surpreendente.

Mas talvez a velhice seja mais insuportável para os homens. Tenho visto amigos da juventude, alguns que no passado resistiram com coragem à ditadura, transformados em velhos conservadores, reacionários radicais na política e na vida. Recusam mudanças, adotam posturas negativas diante de tudo. Abominam o que é novo, desprezam a juventude de hoje. Preferem uma velhice carregada de angústia e incompreensão.

Não me pergunto se a velhice é boa ou ruim, ou se me sinto feliz ou infeliz por ficar velho, pois se trata simplesmente de uma condição do existir. Não ficar velho é morrer, como já definiu o velho chavão: ser velho não é tão ruim, considerando a alternativa.

Cora, 81 anos
"A vida vai me levando"

Cora Zobaran é gaúcha, viúva há um ano e meio e tem dois filhos, quatro netos e uma bisneta. Foi criada em São Gabriel, no Rio Grande do Sul, onde nasceu, e depois em Porto Alegre até os 14 anos, quando se mudou com os pais para o Rio de Janeiro. Deixar a cidade do interior, a *campanha*, para viver na capital do estado foi difícil. Mudar para o Rio "foi um choque", diz ela. "Eu vivia chorando e cantando tangos e boleros."

Seu colégio no Rio era o Sacré-Coeur de Marie, em Copacabana, de meninas de classe média alta, e depois o tradicional Mello e Souza. Morava no Posto Quatro, no auge dos anos dourados, então já integrada aos hábitos e costumes locais.

Cora continua morando na Zona Sul, no Leblon, sozinha, em seu confortável apartamento. Seria uma típica senhora da classe média carioca, não fosse sua história especial. Com os filhos adultos, por volta dos 50 anos, começou a se sentir "infeliz".

Uma amiga a convidou para acompanhá-la ao Teatro Tablado e dar uma espiada no famoso curso de dramaturgia de Maria Clara Machado. Cora gostou, fez o curso e seguiu adiante. Foi excelente aluna dos melhores professores e atores de interpretação da época, estudou na Casa de Cultura Laura Alvim, na Casa da Gávea, fez outros cursos na Faculdade Cândido Mendes, encenou diversas peças, e em 1987 fez um teste para a TV Globo, onde trabalha até hoje. Profissionalizou-se e começou a fazer teatro. "Mas pouco, porque meu marido caiu doente." Durante 17 anos cuidou do companheiro. Depois da morte dele voltou a trabalhar na televisão – na novela *Malhação* – e começou a ser chamada por agências de publicidade para participar de comerciais.

No ano passado, Cora se transformou em celebridade do mundo da propaganda local ao estrelar a campanha de uma grande rede carioca de supermercados. Sua personagem, a "dona Marta", apenas com uma frase – *eu quero preço!* –, mobilizou a concorrência, que acabou imitando-a. Recebeu então proposta para fechar um contrato e continuar o trabalho.

Na sala da sua casa, passamos duas tardes divertidas conversando diante de um café com um ótimo bolo de laranja. Cora tem senso de humor, boa saúde, ótima disposição e um senso crítico apurado. O que mais nos cativou nela foi sua atitude diante da vida: independente, prática e procurando, na medida do possível, a objetividade. Equilibrando-se entre projetos ("Quero muito viajar") e a correnteza da vida ("Não adianta programar, porque ela nos leva, como diz o Zeca Pagodinho"), Cora comenta o casamento, fala sobre a família, os amigos, o trabalho bem-sucedido e a velhice.

Pergunto: Você acha que os adultos mais jovens esquecem e abandonam os idosos?

Depende da situação de cada um. As mulheres, dependendo do meio e dos meios de que dispõem, sempre acham aonde ir, mesmo sozinhas. Vão ao teatro na van das *véia*, como eu digo, procurando contato – contato humano. Saem de casa contentes, rindo, e voltam rindo. Nem precisam saber direito qual é a peça de teatro que vão ver. Não sabem se a peça é alegre ou triste; ou com quem elas vão – mas riem o tempo todo. Já o homem, ele se torna mais triste com a idade. Antes, aliás, dizíamos triste; hoje se fala deprimido. Os homens idosos têm de fazer mais força para continuar vivendo bem.

Você convive com filhos e netos com frequência?

A eventual comunicação ou falta de convivência depende da cidade, do lugar e do modo de vida. Com as atribulações da cidade grande e com tudo que acontece no dia a dia, e essa quantidade enorme de trabalho dos jovens, com hora para chegar ao escritório e sem hora para sair, é complicado. Minha neta, mãe de uma criança de um ano, às vezes volta para casa à uma e meia da manhã. Morre de sono, vê pouco a filha – são cavacos do ofício e da época. Então, fica difícil essa comunicação, e há idosos que se sentem vítimas e abandonados. Eu não. Às vezes minha neta me liga, é domingo, dez horas da manhã, e me diz: "Vó, vamos levar a Maria ao Jockey e queremos que você vá também. Pode estar pronta dentro de meia hora?" Eu acabara de sair do quarto, não dormira direito, mas quando ela ligou corri para me vestir e estava pronta para passear com a bisneta quando me pegaram. Foi ótimo, a guriazinha saiu de lá dormindo, almoçou, viu um teatrinho...

Quando jovem, Cora gostava de cantar, mas o pai não deixava. Hoje, ela é integrante coral do Colégio Santo Agostinho, na Igreja de Santa Mônica, em seu bairro. Estudou canto com Antonio Adolfo e fazia parte do coral dos shows dele, às segundas-feiras, em um clube de jazz carioca. Um dia, estavam ensaiando e ela disse: "Estou louca para cantar um *bolerão*." E ele, ao piano: "Então canta." Ela cantou com perfeição *Solamente una vez*.

Mas, apesar de ter trabalhado a voz com craques de cantoterapia, de ter aprendido a sustentar a presença de palco e lidar com o microfone, foi na dramaturgia que ela se sentiu melhor.

Na época em que o marido precisou trabalhar em Belo Horizonte – ela sempre o acompanhava –, começou a se sentir triste. Decidiram que Cora voltaria para o Rio de Janeiro e ele tentaria continuar trabalhando em Minas, porém morando no Rio. Não deu. Ele escolheu voltar por causa dela.

Eu não pedi que ele viesse, mas é aquela coisa... vai enrolando, enrolando...

Sente falta do marido?

Sinto. Ele me ajudava, me incentivava a fazer teatro. Via todos os espetáculos em que eu estava e achava maravilhoso tudo o que eu fazia. Gostava de mim de qualquer jeito. Gostava de qualquer roupa que eu vestisse, mas tinha sempre que demonstrar o gênio de "quem manda aqui sou eu". Às vezes, era um problema convencê-lo a sair para o cinema. Fiquei sem ir durante anos a fio. Um dia, me deu uma coisa na cabeça, essas mudanças que às vezes acontecem, e eu disse: "Olha, eu vou ao cinema." E fui. Em outra ocasião, quando fazia *sensitive training,* aquela espécie de terapia-relâmpago que foi moda na cidade, cheguei para ele e declarei: "Descobri uma coisa hoje: a palavra mais importante é nós. 'Nós vamos fazer isso, nós vamos fazer aquilo.'" E ele: "Para você pode ser; para mim não. Eu vou fazer do jeito que eu quiser. Você vai fazer do jeito que você quiser." Como vê, é meio complicado esse relacionamento marido e mulher até que a morte nos separe...

Cora repete duas ou três vezes, durante nossa conversa, o que costumava dizer para o marido, no seu modo típico de falar:

Gostas de mim do jeito que gostas de gostar, e eu gostaria que tu gostasses de mim do jeito que eu gostaria que tu gostasses... Você vê que é um blá-blá-blá sem fim...

Em um espetáculo do qual participou, na Casa de Cultura Laura Alvim, Cora interpretou a poeta inglesa Emily Dickinson. Havia um texto que ela nunca mais esqueceu. Dizia mais ou menos assim:

Para mim, cada um de vocês é um poema. Cada um é uma criação especial, porque o poeta (...) acende uma luz e sai de dentro de si mesmo e a luz continua, sempre. (...) Se salvei um coração, não foi inútil viver. Se evitei alguma dor, se te livrei da aflição, não foi inútil viver.

Com mais idade, percebo que ao dar estou também recebendo. Há uma troca, e isso é muito interessante.

E você se sente incomodada de dizer a palavra *velhice?*

Não sei se me sinto incomodada. Só não queria ser velha... (risos). Se pudesse voltar no tempo ou pará-lo... Do jeito que estou conseguindo sobreviver, gostaria que parasse por aqui. Seria até bom voltar um pouco atrás. Mas pelo menos parar por aqui. Não sei como vai ser daqui para a frente, não é? Por um lado é ruim ser velho. As pessoas olham e acham que alguém velho não pode mais participar de uma série de coisas. E a própria pessoa se sente limitada, mais cansada... são as quatro rampas da casa da amiga, difíceis de subir... no dia seguinte a uma dessas visitas procuro fazer pilates para compensar, e digo à fisioterapeuta Ângela: "Com calma; hoje não vou fazer aquele exercício forte não..."

Cora faz pilates há cerca de cinco anos. Antes, fez ioga, dança moderna, dança indiana, dança de salão, soltinho, salsa e bolero, e trabalhou com craques da terapia corporal na época em que era jovem: Gerry Maretzki e Rossela Terranova. "Estou em uma idade em que posso dizer o que quero e o que consigo fazer. Não tenho que provar nada para ninguém, nem para mim mesma."

Uma reflexão sua:

Ter pena de uma pessoa, ter pena dos outros, chorar com os outros é muito mais fácil do que rir com os outros. Parece que estar alegre com os outros é muito mais difícil do que ser solidário na tristeza, como dizia o Nelson Rodrigues. Parece que é fácil ser solidário na alegria – não é não. A humanidade morre de ciúme e de inveja do outro. Com meu marido, cuidava dele e todos estavam felizes da vida. Diziam: "Ah, coitada, ela está sofrendo..." Depois que ele morreu, um dia cheguei ao clube com o meu chapeuzinho-panamá que gosto de usar, estava mais contente um pouco, e uma senhora me disse, para implicar: "Acho que você dorme com esse chapéu, porque é a segunda vez que eu vejo você com ele." Respondi: "E vai me ver muitas outras, com esse e com outros chapéus, mas principalmente com esse, porque é dele que gosto mais." Outra veio dizer: "O seu cabelo não está muito vermelho?" Não suportavam ver que eu estava me refazendo.

Sobre o tema do eventual abandono dos netos e da família, ela acha que "devemos deixar rolar".

Não adianta cobrar. Nem filho nem neto têm obrigação de telefonar todo dia. Não nego que, antes, a minha casa era bem mais alegre e movimentada. Acho também que, quanto mais velhos, mais egoístas ficamos. Eu estou bastante egoísta, mais rebelde do que lá atrás, contida por um pai que dizia: "Minha filha, senta como uma moça, com as mãos nos braços da poltrona, e vê se consegue conversar comigo sem mexer a cabeça e os braços." Não vou dizer que não gostaria que os filhos e netos viessem com mais frequência à minha casa e estivessem mais ao meu redor. Mas isso não causa uma depressão. Não vou embarcar em ideias mórbidas e depressivas. Não fiquei deprimida enquanto meu marido estava doente. Achava, sim, que ia morrer de cansaço durante a sua doença; às vezes, não tinha nem força para falar. Mas nunca fiquei deprimida.

Às vezes você fica triste?

Há pessoas que sentem prazer em dizer que percebem quando estamos tristes. Vem um e observa: "Estou achando você tão abatidinha hoje..." "É porque não dormi direito", respondo. Quando dizemos um nome feio essas pessoas se ofendem. Tu conheces um ditado que o dr. Adib Jatene, quando foi ministro da Saúde, repetia? "Só é livre e independente aquele que consegue não se ofender com o sucesso dos outros."

Você é bem realista, pragmática e costuma ver sempre o lado positivo, engraçado ou ridículo, tão humanamente ridículo das situações.

Há sempre as preocupações com os filhos. Mas procuro não saber demais. Por exemplo, em conversa com uma amiga, comentei: "O meu filho foi a tal lugar." E a amiga pergunta: "E o que foi que aconteceu lá?" "Não sei", respondo. Não sei mesmo. Só sei o que eles contam. Não me atrevo a perguntar.

Você sente solidão?

Há horas em que me sinto sozinha, quando não tenho alguém para sair comigo, para me puxar um pouco dizendo: "Vamos ver aquela tal exposição?" Mas minha ex-nora é especial. Ela vem de manhã e sempre me traz alguma coisinha. É vizinha de bairro e mantivemos a amizade desde o tempo do namoro com meu filho.

E os amigos?
São vários grupos com diversas mentalidades. Se for participar de um deles, devo me vestir formalmente. Outro grupo é o da galera dos artistas. Mas há decepções, como quando quis visitar a exposição da Casa Cor acompanhada. Uma delas estava de muleta, a outra com o quadril doendo, outra, com o joelho ruim...

Há um ano Cora faz sucesso com os anúncios em que protagoniza a dona de casa exaltando os preços praticados por uma rede de supermercados. Sua imagem é veiculada na televisão, nos jornais e em centenas de milhares de encartes de um comercial. A repercussão é enorme. Sua cabeleireira ficou encantada com a celebrização repentina da cliente antiga, a diarista e os porteiros comentam que estão orgulhosos dela.

Não tenho empresário. Quando me chamaram, fui à agência sozinha, inocente, cor-de-rosa, e na hora de negociar dei uma puxadinha no preço do pró-labore. Lá, todos me tratam muito bem, são muito gentis, mas não estou interessada em trabalhar tanto. Semana passada, corri demais. Estou procurando encontrar a medida certa de trabalho, porque a minha vida é muito particular e fazer comercial é eventual.

Você tem vontade de continuar fazendo televisão, teatro, cinema?

Tenho vontade de experimentar cinema. Mas tomei para mim uma filosofia de vida, eu que sempre reclamava e criticava o marido porque ele não fazia planejamento. Eu achava que tínhamos de planejar, e tomar conta de quanto havíamos gastado e do quanto era ganho, essas coisas. Hoje, penso que não adianta. A vida é aquilo que planejamos, mas vai também acontecendo independentemente da vontade. Posso ter 43, 58 ou 81 anos – a vida vai me levando. Vou me frustrar caso faça muitos projetos... e se eles não se realizarem? Prefiro não fazer.

Paulo, 65 anos
A *ironia conforta*

"Estou gastando a herança de meus filhos", é a citação lembrada pelo publicitário Paulo Maldonado, irônica frase fixada no vidro traseiro de um Rolls-Royce.

Foi a espoleta destas reflexões, porque a pólvora vem sendo acumulada desde que comecei a ficar velho e a prestar atenção no envelhecer. Cada vez mais vejo e ouço sandices sobre a velhice, a ponto de crer que está a se replicar ininterruptamente algum vírus, daqueles que ficam zoando na cabeça da gente e que o biólogo Richard Dawkins diz que a cultura inocula na humanidade e batizou de meme.

Todo mundo sabe que a idade não melhora nada, pelo contrário, piora tudo. Se o Joãozinho dava mostras de ser mau caráter aos 5 anos, é natural constatar nas falcatruas do doutor João, na Bolsa de Negócios & Valores, a consequente e exponencial continuidade disso. A coisa se torna problemática porque todos vivem se enganando e ninguém quer encarar o fato de que a velhice traz não apenas a decadência dos atributos físicos, mas pode provocar a quebra de paradigmas e valores em relação aos outros. Não importa a idade. As pessoas agem como se não fossem ficar velhas e nos veem preconceituosamente por estarmos nessa nova (velha?) condição. Ou seja, afirmo que todos vão envelhecer, mas quase sempre sem ter ou sem querer ter consciência da velhice, e nunca se preparam com naturalidade para ela, que acaba se tornando a terrível e maior tragédia dos indivíduos – menor apenas que a morte, é claro.

A transformação da matéria é fenômeno da física, não há como ignorá-la. Tampouco a conhecida lei da gravidade, inexorável, puxando tudo para baixo. Logicamente, ela atua também sobre o corpo humano, sendo nossas partes moles as primeiras a sofrer sua ação demolidora. Certamente, a decadência física não é assunto que dê Ibope e ninguém quer saber disso. Sempre que abordo esse tema, no mínimo sou tachado de sadomasoquista, pois, na visão dominante, somos todos idealmente astronautas a flutuar em um mundo antigravitacional de beleza etérea de eternos Gianecchinis e Giseles.

Quem está velho e nos anos 1960 foi contemporâneo de Brigitte Bardot e Alain Delon lembra-se desses dois símbolos de beleza. Mas o faz com a imagem deles daquela época, e não com a devastação que seus corpos mostram agora, quando raramente saem da reclusão. Sua incômoda visão nos obriga a refletir sobre nós mesmos.

Antigamente, a juventude ficava no seu devido lugar, era apenas isto que não deixa de ser – a passagem da fase infantil para a adulta. Antes, vivia-se menos, e era bem menor o tempo e o espaço para se sentir jovem, desfrutar e ser desfrutado. No pós-guerra dos anos 1950, a juventude começou a ser cultuada e, em contínuo crescimento, tornou-se esse mito maior que pilota o consumo, o bem mais procurado pela humanidade. Todos a desejam para toda a vida, não importa a idade. E todos fazem de tudo para mantê-la, não importa o preço.

Simbolicamente, a cultura moderna entronizou a juventude de tal modo em nossa vida, sobretudo por meio das relações de consumo, que, por mais consciente que o indivíduo esteja ou por mais que se policie, é praticamente impossível passar um dia sem fazer papel de bobo e embebedar-se da água dessa fonte, que todos procuram e sempre se faz presente. Faz-se uso até do termo invisibilidade para explicar a condição dos velhos que não são mais objeto do olhar (desejo) dos jovens, principalmente as mulheres que foram arrasa-quarteirão antes da velhice. E fica simplesmente ridículo assistir às declarações de algumas de grande lastro e projeção social, como Jane Fonda, a se lamuriar por não ser mais alvo da babação masculina.

Isso é até fácil de entender. Difícil é explicar o fato de haver discriminação surda e velada contra todos os velhos apenas por terem vivido muito. É uma situação comparável apenas à discriminação racial, que todos, com benevolência e hipocrisia, dizem não existir.

Experimente ter alguém da família ou algum amigo ou conhecido que vá viver ou que esteja ficando com algum negro ou com algum velhote (coroas aí pelos 50 e tantos já são considerados como tal), e vamos ver do que é capaz e até onde chega o camuflado preconceito tupiniquim.

Os povos antigos e as culturas hígidas, ainda não contaminadas pela civilização, reconheciam e respeitavam os velhos. Viam neles aqueles com a sabedoria do passado, capazes de dar sentido ao presente e, com sua experiência, capazes de prepará-los para enfrentar as incertezas do futuro. São eles, os velhos – os contadores das histórias que traduzem o conhecimento – que propagam os mitos e preservam os valores e a tradição a partir dos quais a cultura dos povos e a organização das sociedades se estruturam.

Mas estou falando de coisas que já eram, ficaram perdidas lá atrás, visões de velho, sem dúvida, velharias pelas quais ninguém mais se interessa.

Velhice é o contrário de beleza física. Dinheiro é o símbolo hegemônico de valor social. Ponto. O resto se torna papo furado e não cabe na lógica da sociedade contemporânea *fast* (no duplo e significativo sentido de repetição igual e veloz por todos os lugares).

E então voltamos ao início de nossa conversa. Lembra-se da frase no vidro traseiro do Rolls-Royce, quando falei da conturbada relação dos velhos com o dinheiro?

Antes, quando se envelhecia mais cedo, era diferente. Atualmente, o drama do dinheiro *versus* velhice se configura quando você chega aos 60 anos ou por volta dessa idade. Então não tem saída, por menos que se queira: a vida passa a ser dominada pela lógica do dinheiro. Não importa se você esbanjou tudo que ganhou quando era jovem ou, ao contrário, foi somítico e agora vive de boas rendas.

Vai-se constatar também, na prática, que o significado da velhice, com raríssimas exceções, é medido depreciativamente pela idade cronológica a que se chegou – e nunca pelas batalhas, vitórias ou derrotas ocorridas durante a vida.

Nessa mercantilizada sociedade com valorização suprema da capacidade de fazer dinheiro, basta alguém da família (principalmente filhos) passar a ganhar mais e o enquadram como decadente, surgindo a tentativa de pôr o velhinho na coleira. Algo assim: "Já viveu o que tinha que viver; agora é nossa vez." Mesmo quando a coisa não é tão escancarada, é fácil perceber as desatenções e outros sintomas de desprezo nas mínimas relações com os mais idosos, principalmente quando existe intimidade.

Repare como os velhos têm que viver repetindo o que falam, e nada do que dizem é ouvido da primeira vez.

Lembro o caso do amigo e extraordinário escritor João Antônio, que em vida sempre foi alvo de duras críticas por não compactuar com o beletrismo, com a Academia Brasileira de Letras, com todo tipo de formalismo e falso sucesso de escritores carreiristas. Mas desde sua morte se tornou a vítima mais visada daqueles que tanto desprezou: os que vivem inventando homenagens para ele, encontros para leitura de seus contos e debates literários sobre sua obra regados a vinho importado e canapés. Essa é, indubitavelmente, mais uma das péssimas constatações que a velhice traz: saber que depois de morto podem fazer conosco aquilo que bem entendem.

No entanto, quero explicar que essas não são reclamações – são apenas algumas reflexões sobre a minha inelutável condição e a de todos os velhos, que, sem outra saída, encontram conforto na ironia.

E, para mostrar que a coisa não é tão dramática, quero lembrar que, entre os maiores intelectuais do século XX ainda vivos, talvez o mais profícuo deles, Zyigmunt Bauman produziu e publicou a maior parte de sua obra sociológica a partir dos anos 1990, quando já passava dos 65 anos.

Em mensagem para os jovens de hoje, Bauman disse: "(...) a vida humana individual, apesar de muito curta, abominavelmente curta, é a única entidade da sociedade de agora que tem sua longevidade aumentada. Sim, somente a vida humana individual vê crescer sua durabilidade, enquanto a vida de todas as outras entidades sociais que a rodeiam – instituições, ideias, movimentos políticos – é cada vez mais curta. Assim, o único sentido duradouro, o único significado que tem chances de deixar traços, rastros no mundo, de acrescentar algo ao mundo exterior, deve ser fruto de seu próprio esforço e trabalho."

Maria, 83 anos
Solidariedade é tudo

Maria, de 83 anos, é viúva, mãe de cinco filhos, entre os quais duas moças, Ruth, de 61, e Rosana, de 41, e avó de dois netos. Maria nasceu na região serrana do Rio de Janeiro, na roça, como ela diz, com um traço de nostalgia na voz, próximo à cidade de Friburgo. A família trabalhava na lavoura, mas acabou se mudando para o Rio para acompanhar a mãe, que precisava de tratamento de saúde. Primeiro, ela foi para a capital com os filhos, e em seguida o pai se juntou ao grupo e também não voltou, porque na cidade grande havia mais possibilidades de trabalho. Depois de uma temporada morando com parentes, na Zona Oeste carioca, o grupo foi para a Rocinha, onde construiu sua casa e vive até hoje – há mais de meio século. "Era uma Rocinha bem diferente da atual", lembra Maria, "com poucas casas, cheia de hortas, de pequenas plantações, muito bicho e muito verde. Era tão bom."

Na Rocinha, Maria construiu sua vida. Casou – o marido morreu de enfarte há dezenove anos –, teve os filhos e comprou a casa onde mora. Hoje, ela é pensionista do INSS e recebe um salário mínimo mensal. Sua renda fixa vai se juntar à de Ruth, manicura, e à de Rosana, faxineira em hospital, ambas com trabalhos permanentes e carteira assinada. Os filhos e a neta, quando estão trabalhando, também contribuem para a renda familiar.

Na casa de Maria vivem quatro pessoas: ela, as duas filhas e a neta, de 23 anos. A parte que lhe cabe na rotina doméstica é a de cuidar da casa, cozinhar, limpar, arrumar, eventualmente tomar conta dos netos para que os filhos possam trabalhar, sair de manhã e voltar à noite. "Cozinho à tardinha, para a comida do jantar estar pronta quando todos voltam para casa, e preparo as marmitas do pessoal do dia seguinte." Saúde boa, estável, só com alguns sinais de artrose ("E exames anuais para ver se está tudo bem"), Maria é uma pessoa resistente e de fé. Ela diz: "Temos de nos agarrar com Deus." Gosta de morar na Rocinha: "Aqui é ótimo."

Por quê?

Todos são amigos, a solidariedade é forte. Se eu esqueço a panela no fogo, alguém vem logo me avisar que está cheirando a queimado. Se uma pessoa precisa ir ao hospital, haverá sempre um amigo para acompanhar. Se devo atravessar a rua, a pista da estrada da Gávea para ir à igreja, que fica do outro lado de casa, os motoqueiros me conhecem, param, abrem os braços para me proteger e esperam até eu passar. Se alguém se sente mal e precisa de atendimento urgente, tem sempre um que vem socorrer.

E quais são as suas distrações?

Ir à igreja duas ou três vezes por semana, ver na televisão o repórter, em geral o Datena, a Band e a Record (não gosto de telenovela), conversar com o meu pessoal da família, e com amigos e ouvir as notícias no rádio.

Eram dez da manhã no dia em que conversamos. Bem informada, naquele instante Maria já sabia tudo de importante sobre os acontecimentos da véspera e do dia na cidade.

Detalhe: dez por cento da sua renda e do que Ruth e Rosana recebem vão para pagamento dos dízimos da sua igreja evangélica. "Somos dizimistas", diz Maria, com orgulho. "É dinheiro que vai ajudar na assistência aos mais pobres."

Não é pesado para você, Maria?
De jeito algum. Há gente bem pobre por aí e precisamos ajudar.

Então a vida vai bem?
A vida, por si só, é uma bênção. Vai bem. E, embora a Rocinha não seja mais aquela que conheci, aqui ainda é um lugar muito bom para viver.

Bernardo, 76 anos
Sem medo da velhice

Bernardo Figueiredo é arquiteto carioca. Nasceu no Posto Seis, em Copacabana, e viveu a juventude na Ipanema histórica dos anos 1960 – era um dos rapazes mais conhecidos do bairro e da praia. É autor de diversos grandes projetos de *shopping centers* país afora. Hoje, continua trabalhando em arquitetura e, este ano, terá os móveis que desenhou nas décadas de 1960-70 reeditados e comercializados, no rastro do sucesso do *design* dos móveis brasileiros. Uma nova carreira se inicia para Bernardo.

Diz ele:

> A velhice chega devagar, lentamente, e não de uma hora para outra. As limitações vão surgindo aos poucos, os olhos exigem lentes para corrigir o cansaço e outras dificuldades aparecem: cataratas, máculas Pucker,* entre outras. A memória praticamente desaparece e passa a ser um problema lembrar-se de um nome,

---

* Membrana que se forma na retina ou no fundo do olho.

datas, locais onde estivemos, onde vivemos. A resistência física começa a diminuir e é quando chegam as artrites, artroses, tendinites, reumatismo e dificuldades de praticar algum esporte, até mesmo caminhar. As contínuas lesões exigem terapias de recuperação, que felizmente ajudam muito a nos devolver o necessário bem-estar do corpo, e as academias de ginástica, musculação, pilates, gyrotonic nos permitem recuperações espantosas.

Passamos a conviver cada vez mais com os terríveis sintomas do estresse, em suas crises agudas, e precisamos aprender a lidar com ele, porque não há como fugir – ele está em todos os lugares. Assim, precisamos agir adequadamente por meio das várias práticas para nos restituir o conforto físico e orgânico. É um grande aprendizado em que a mente, o relaxamento e banhos de imersão em água morna são elementos essenciais para nos recuperarmos. E outras dificuldades vão surgindo: os problemas dentários, a perda dos cabelos, o câncer de pele, as cirurgias para a retirada de cistos, órgãos em falência, o surgimento de um câncer em um deles e a consequente cirurgia para remoção. E por aí vai...

Onde está o lado positivo?

Há boas atitudes a serem assumidas para alcançarmos algumas metas que possam nos resgatar das situações negativas. A primeira é reconhecer a realidade dessa etapa da vida, sem medo. A velhice existe. Vamos então assumir por inteiro a nossa realidade. A segunda é procurar o encontro espiritual, caso até hoje tenhamos ignorado ou simplesmente realizado rituais que não abriram nosso coração. Buscar, corajosamente, um caminho que permita alcançar a paz, a luz interior e o estado de contentamento. Existem vários caminhos. A meditação, por exemplo, que certamente nos trará o chamado Amor Incondicional por meio da prática da experiência espiritual. E a terceira é conviver com pessoas de idade semelhante à nossa, participando de programas teatrais, visitando parques e jardins, acompanhando um pôr do sol ou indo até uma praia assistir ao sol nascer. Ir a algum desses lugares que recebem as pessoas idosas para dançar também é ótimo.

Theresinha Levy, 72 ANOS
Vida com surpresas

....

"Às vezes, me olho no espelho e tomo um susto com a minha figura, não sou aquilo que estou vendo. Tenho uma energia diferente, e sou velha porque os outros me dizem, mas não me sinto idosa", diz Theresinha Levy, carioca, viúva, três casamentos, três filhos, uma netinha e um entusiasmo incomum.

Ela é pequena, magra, bonita (sem plásticas), falante – o tipo de mulher que, com a idade, não perde o jeito gracioso e extremamente feminino. Mas se queixa da educação "triste e repressiva" que recebeu, principalmente da mãe. "Ela nunca me deu força para estudar e trabalhar e dizia que não sabia por que eu estava lustrando os bancos da escola, se terminaria mesmo no tanque e na cozinha."

Resultado: Theresinha parou de estudar no fim do então curso científico (queria seguir medicina) e se casou.

Meses antes de nos encontrarmos, ela estava na cidade de Toronto, onde passou três meses estudando inglês em um programa de intercâmbio ao qual pretende dar continuidade. "Quis satisfazer um desejo antigo de falar bem o inglês, e me distrair, conhecer pessoas de várias partes do mundo e recomeçar a sair porque meu marido tinha morrido pouco antes."

Na volta do Canadá, continua estudando inglês e seu projeto imediato é receber participantes do grupo de intercâmbio em casa, um belo apartamento no bairro da Tijuca, onde mora sozinha.

Você nunca teve uma profissão?

Durante alguns anos, vendi joias porque tinha acabado de me separar do primeiro marido, por minha vontade, e precisava criar os filhos pequenos. Quando olho para trás, acho que foi um milagre ter conseguido pagar todas as contas sozinha – o colégio deles, as aulas de inglês, a empregada doméstica, consultas de médicos, análise. Mas sempre trabalhei duro nos casamentos. Fui contadora, cozinheira, lavadeira, costureira, arrumadeira e motorista eficiente e sem nenhuma remuneração. Mas fui uma empregada caríssima.

Hoje, qual é o seu sentimento, Theresinha, por não ter estudado durante mais tempo?

Tristeza. A educação das mulheres da minha geração era tão repressiva; foi uma história muito triste. Mas hoje o que me incomoda não é o fato de ser idosa. Agora, eu tenho muito mais liberdade do que antes de dizer o que (em geral) eu quero. Elogiar um homem, por exemplo, dizer como ele é bonito sem que pense que está sendo paquerado. O que está dentro do meu coração pode sair tranquilamente. O que me desagrada é o fato de ser mulher em um meio ainda muito machista; de não poder sair à noite, sozinha, para tomar um chopinho, sentar em um restaurante, ficar observando, me distraindo, sem me sentir constrangida com os olhares de pessoas achando que estamos ali para paquerar. Se eu tivesse 30 anos de idade, seria o mesmo problema – e pior ainda, porque talvez fosse assediada.

Você costuma declarar a sua idade?

Às vezes é melhor não. Estou com meu pai que dizia que a mulher tem a idade da sua aparência. Não tenho receio de assumir a idade. Os outros, às vezes, não absorvem bem a idade do mais velho – principalmente os bem jovens. Dizem: "Você é de outra geração e não vai me entender." Como se dissessem que pertencemos a outra humanidade.

O que você acha de uma mulher mais velha se relacionar com um homem mais moço?

Ao contrário do que se costuma dizer, eu acho que os homens jovens gostam de mulheres mais velhas. E acho mais fácil encontrar um homem mais moço interessante e que se interesse por mim do que outro, mais velho do que eu. Quando digo interessante não quero dizer que eu queira aquele homem, mas sim que o admiro; não me interessa a idade dele. Admiro um homem como posso admirar uma mulher atraente, com charme. Gosto de homens maduros, experientes, homens que viveram bastante, mas não os deprimidos e impotentes. Por isso é difícil ter uma relação com um homem da minha idade ou mais velho; então, o homem deve ter cerca de 50 anos.

(O terceiro marido de Theresinha foi seu grande amor. Era nove anos mais jovem que ela. Foram amigos durante vinte anos, depois casaram e viveram juntos e felizes mais dez, até a morte repentina dele, dois anos antes do nosso encontro.)

E em Toronto, Theresinha? Como foi?

A senhora que me recebeu na casa dela sabia que chegaria do Brasil uma mulher de 72 anos. Pela sua reação no aeroporto, quando me viu, deve ter pensado: O que será que vem por aí? Ela terá dores? Será que vai passar mal? Virá com quais problemas de saúde, próprios da idade? Ela tinha 65 anos sem a metade da minha energia. Idade significa pouco; a energia que se tem dentro é que conta.

Depois de me contar histórias de sua temporada no Canadá, ela filosofa:

Todos nós precisamos de alguma companhia na viagem da vida. Hoje, estou aberta a todas as possibilidades porque continuo gostando de viver as surpresas da vida. O que me apavora na velhice é o ponto de decadência. Por enquanto, tenho boa saúde – frequento o ginecologista e o dermatologista regularmente, e o psiquiatra de vez em quando porque minha mãe morreu esclerosada. Talvez essa boa saúde seja a causa da minha energia. Ou o oposto: talvez a energia seja a origem da boa saúde.

E sobre a morte?
A morte valoriza a vida. Se ela fosse infinita, qual seria o prazer de viver? Tudo não acaba um dia?

V
SAÚDE, PREVENÇÃO E CUIDADOS

Doenças crônicas da velhice

Manter a saúde, prevenir moléstias e as doenças crônicas que surgem com o tempo, algumas inevitáveis, constituem um mantra entre os idosos. Dependendo do aumento da idade, são temas recorrentes que vão ocupando cada vez mais espaço nas rodas de conversa entre indivíduos de mais de 60 anos. O assunto dominante quase sempre é saúde e bem-estar.

A preocupação se concentra nos distúrbios típicos da velhice: artrose, artrites, osteoporose, disfunções cardiovasculares, diabetes, Alzheimer, determinados tipos de câncer: as doenças crônicas dessa fase.

Em relação à prevenção, ressaltamos que é de responsabilidade do cidadão. E o desvio do foco da preservação da saúde para a cura dos males, assim como a tendência atual de medicalização da sociedade, em particular dos idosos, é um dos hábitos mais nocivos da prática dos consultórios.

Este ano, a revista *Time* publicou índices impressionantes sobre a incidência do câncer de mama, atualmente não mais uma doença de populações femininas nos países ocidentais, mas também no Oriente e em países africanos. Um milhão e quinhentos mil casos atingirão as mulheres, este ano, em todo o mundo. No Brasil, a previsão para 2011 é de 49 mil novos casos – um caso a cada 11 minutos, com prevalência no Sul e Sudeste do país.

O médico ginecologista e mastologista Maurício Magalhães Costa, do Rio de Janeiro, observa:

> Trata-se de uma doença multifatorial. Predisposição genética, estilo de vida estressante e fatores adversos ambientais são as principais causas, embora 75 por cento dos casos não tenham histórico familiar. Anticoncepcionais e reposição hormonal, esta em especial durante a pós-menopausa, contribuem também, apesar de o tratamento de reposição hormonal (TRH) estar em declínio.
>
> A mulher do século XIX menstruava cerca de cinquenta vezes no decorrer da vida. Hoje a mulher menstrua de quatrocentas a quinhentas vezes. Esses ciclos contínuos constituem um bombardeio hormonal nas mamas. Acrescente-se ao quadro as gestações

tardias. Por isso, prevenção e diagnóstico precoce são importantes, assim como estilo de vida saudável, dieta balanceada e exercícios regulares associados aos novos medicamentos, os moduladores seletivos de receptores hormonais – tamoxifeno e raloxifeno, por exemplo, que reduziram em até 60 por cento os casos de câncer de mama nas mulheres pós-menopausa. Os controles periódicos, com autoexame e exame clínico, mamografia, ultrassonografia e ressonância magnéticas são básicos. É necessário lembrar que o diagnóstico tardio do câncer de mama leva a um tratamento mais mutilador, mais oneroso e com resultados precários, e pode levar até a uma morte precoce e evitável.

O corpo e suas expressões

A terapeuta corporal Cleuza Cantarelli apresenta os cuidados relacionados às articulações e à estrutura óssea que homens e mulheres a partir dos 60 anos devem manter.

> É interessante começar com um trabalho que ajude o idoso a conhecer seu corpo e a reconhecê-lo nas suas necessidades fundamentais. Entender o corpo nas suas expressões, nas suas dores, limitações, desejos e toda uma gama de transformações e novidades que chegam nessa etapa da vida. É natural que os idosos tenham uma fixação em padrões, mas alguns levam ao enrijecimento do corpo, ao empobrecimento dos gestos e à possibilidade de uma boa circulação do movimento e da energia. A partir de 60 anos é fundamental retomar a adaptabilidade, o equilíbrio e o domínio dos centros de força que tonificam e alongam simultaneamente. Também devem ser priorizados exercícios inteligentes que instiguem a coordenação motora e estimulem novas conexões neurais, a respiração e o ritmo.

Com a velhice, diminui a percepção de muitas partes do corpo. Por exemplo, a consciência dos dedos dos pés e dos tornozelos, que se enrijecem e dificultam o equilíbrio e a marcha. O pé, então, deixa de ser uma espécie de ventosa maleável para amortecer o impacto e acomodar as irregularidades, tornando-se duro e causando dores nos joelhos, perda de equilíbrio, e, como consequência, sentimentos de insegurança e de desconforto. Os exames periódicos também são importantes: a densitometria, para aferir o nível de mineralização óssea, e a dieta adequada a cada caso, dando preferência aos alimentos vivos, assim como exercícios diários e moderados. O idoso, de modo geral, não deve poupar o corpo – deve subir escadas, por exemplo. E deve fortalecer os laços afetivos familiares, compartilhar a vida com amigos, procurar conhecimento e cultura, e assegurar um espaço para meditação e reflexão. Tudo ajuda na compreensão e na aceitação do processo do envelhecimento do corpo. Desse modo, o envelhecer, inevitável e, na nossa cultura tão difícil de ser digerido e compreendido, pode ser vivido com mais saúde, aceitação e sabedoria.

A fisioterapia é recomendada para todos os idosos? Por que, de alguns anos para cá, se fala tanto em fisioterapia para os mais velhos? No passado se recomendava a eles andar; depois correr; depois praticar a hidroginástica, e por aí vão as modas.

As terapias corporais e a fisioterapia se desenvolveram bastante de alguns anos para cá com as leituras corpóreas aprofundadas e individualizadas promovendo a saúde do corpo de uma forma mais integrada. Geralmente sugiro o trabalho de consciência corporal, uma ou duas vezes por semana, associado a alguma outra atividade. Essa segunda prática, de preferência, deve ser prazerosa: hidroginástica, dança, *tai chi chuan*, ioga, e as muito bem-vindas caminhadas ao ar livre.

O *gyrotonic*,* o pilates e o RPG – Reajustamento Postural Global – são práticas indicadas para os idosos?

O importante é a leitura e o olhar atento do profissional às diferenças individuais de cada um. Cada indi-

---

* Método criado pelo romeno Julius Horvath com conceitos de *tai chi chuan*, ioga, dança e natação, que alonga e tonifica simultaneamente. Os movimentos tridimensionais são elaborados com uma refinada integração de coordenação, respiração, ritmo e presença.

víduo traz em seu corpo as marcas da sua trajetória, sua constituição física e psíquica. O método e a abordagem das práticas devem estar em sintonia com a tipologia e as demandas de cada um. A princípio, todas as atividades são positivas – as de baixo impacto, as de intensidade moderada e as que aumentam a adaptabilidade do corpo diante das demandas do cotidiano. É interessante fazer aulas experimentais com profissionais e métodos diferentes e deixar o corpo dizer o que ele precisa e como se sente melhor.

O esqueleto do homem é diferente da estrutura óssea da mulher? E quem tem mais chance de conservar suas articulações na velhice?

O esqueleto feminino e o masculino são muito semelhantes, e tanto um quanto o outro terão perda óssea ao longo do tempo, perda de massa muscular e problemas articulares. As mulheres enfrentam maiores complicações nessa área principalmente por causa da baixa hormonal que ocorre na menopausa. O homem tem mais força física, mas a mulher é mais flexível e apresenta mais coordenação motora. Quanto maior a tração muscular, maior será a fixação de sais de cálcio nos ossos. Por isso esse é um dos motivos pelos quais é fundamental se exercitar. Problemas ósseos, articulares e musculares atingem todos os indivíduos idosos. Só mudam o local e a intensidade desses problemas físicos, dependendo da tipologia individual. Mas, com certeza, quando nos cuidamos bem, temos a possibilidade de reverter ou pelo menos amenizar muitos processos danosos, e com isso viver com mais qualidade e bem-estar.

Pílulas "mágicas" e perigosas

Pesquisas apontam para os males provocados pelas chamadas drogas lícitas, os remédios controlados ministrados aos idosos, que resultam em dependência física e psicológica. O médico neurologista e psiquiatra Marco Aurélio Negreiros fala sobre as patologias mais comuns na velhice, nessa área, e sobre a prática da medicalização dos mais velhos. Ele relaciona estes aspectos:

> Um deles é o impacto de patologias da velhice. As principais são as demências, sendo a mais frequente o mal de Alzheimer, a depressão e a dependência de substâncias. Outro aspecto se relaciona com o próprio comportamento do idoso, que acaba buscando soluções mágicas através de pílulas. Pensa: "Vou tomá-las para resolver os meus problemas." Assim, ele usa o aparato médico e a própria doença como justificativas para não ser responsável por ela. O idoso e a sua família, assim como a própria sociedade podem ter essa atitude também. Coloca-se um rótulo para determi-

nado tipo de transtorno e isso é suficiente para que o idoso, a família e a sociedade não trabalhem naquilo que existe por trás do rótulo. Por exemplo: o idoso está com depressão. Mas o que existe por trás dessa depressão? O processo, daquele modo, é interrompido no ato do diagnóstico e não vai além daí. Algo semelhante ocorre com a criança que apresenta transtorno de atenção. Não se enxerga o que existe ao seu redor, em sua família, e que possa ser responsável por esse transtorno. Da mesma forma a situação ocorre com o idoso. E, assim como a criança, ele tem menos voz ativa para interferir no processo.

Na questão da depressão, devemos prestar atenção a padrões de relacionamento que a pessoa manteve ao longo da vida – de dependência emocional, por exemplo. À medida que vai se deparando com as perdas da velhice, com a perda do marido, da companheira ou de amigos, e caso não tenha tido uma espécie de preparo, ao longo da vida, para lidar com ausências, não tendo trabalhado o tema da perda, e sem acesso a um trabalho psicoterápico, o paciente acaba se tornando mais vulnerável para entrar em estado depressivo. A pessoa busca uma solução medicamentosa eficiente. Sai da depressão, mas não resolve a questão, que vai se perpetuar na sua vida e até, eventualmente, na das gerações seguintes, de filhos e netos, como um padrão de relacionamento dependente. Os filhos vão reproduzir então as histórias de seus avós – são os personagens que mudam. A história emocional acaba sendo a mesma e o que havia por trás da depressão do idoso não é investigado.

E o problema da dependência de pílulas?
Esse é outro problema, a dependência de substâncias prescritas e mais vendidas: tranquilizantes, benzodiazepínicos, medicamentos com tarja preta que causam dependência e são muito usados por idosos. Eles acabam sendo receitados de uma forma às vezes exagerada, para dizer o mínimo. São responsáveis pelo conforto químico oferecido ao idoso, mas vão torná-lo dependente e não terão consequências positivas em sua vida. O benzodiazepínico pode acalmar, mas além de não tratar o distúrbio – ele só aplaca a ansiedade –, acaba gerando depressão e distúrbios de memória. Este é um problema sério, de saúde pública: o uso excessivo de benzodiazepínicos e sua dependência, a qual se inicia,

na maioria das vezes, antes da velhice. A pessoa ingressa na última etapa da vida com esse tipo de transtorno, que se torna difícil de tratar porque o paciente está tão dependente das pílulas que não consegue largá-las. A síndrome de abstinência é semelhante à síndrome dos opioides. Às vezes, é até preciso internar o paciente. Mas como internar uma pessoa de 70 anos de idade com o objetivo de fazê-la parar com uma medicação? Ela prefere morrer usando o remédio. É um quadro muito negativo.

Há alternativas para o uso dos benzodiazepínicos?

Em geral, os especialistas em psiquiatria e gerontologia recorrem a um tipo de medicação que não causa tantos efeitos colaterais. O problema está no uso de benzodiazepínicos, uma cultura típica do Brasil. Eles já não são mais tão usados nem na Europa nem nos Estados Unidos, onde o controle medicamentoso é muito mais rígido do que aqui. No Brasil, temos farmácias e até pessoas físicas que vendem essa medicação. Eu soube de um paciente que comprava benzodiazepínicos sem qualquer receita médica, com alguém que os vendia em seu apartamento! Como se fosse uma boca de fumo de benzodiazepínicos! Ainda não se desenvolveram estudos científicos sobre os efeitos colaterais dos benzodiazepínicos – distúrbios de memória, dependência e depressão. Então, profissionais que não são especialistas nem em gerontologia nem em psiquiatria prescrevem esse tipo de medicação, o oposto do que ocorre com especialistas atualizados, que evitam ao máximo prescrevê-la. Em termos comparativos, os antidepressivos são mais seguros no que diz respeito a eventuais efeitos colaterais, embora às vezes possam causar alguma complicação clínica.

E como agem os antidepressivos?

Qualquer tipo de medicação para o idoso deve ser avaliada cuidadosamente, porque ele é muito mais suscetível a distúrbios colaterais. Mas os antidepressivos não criam dependência e são eficientes no tratamento da depressão e da ansiedade. Não tratam a causa dos transtornos, mas tratam o seu mecanismo. Devem ser acompanhados de tratamento psicoterápico mesmo no paciente idoso – e, assim como no caso das crianças, é um tratamento que deve incluir a família. O número de idosos que procuram tratamento psicoterápico vem crescendo e está se recriando a cultura da psicoterapia, agora em evidência na mídia, nas novelas, em toda parte, enquanto diminui o preconceito em relação ao psicoterapeuta, ao psicólogo e ao psiquiatra, pelo menos na classe média e nos centros urbanos. Nas classes populares as pessoas também mostram uma abertura maior para esse tipo de tratamento, e os Centros de Assistência Psicossocial constituem um primeiro passo.

E por que as pessoas buscam a psicoterapia e a psicanálise?

Até os anos 1950, a organização mental da sociedade se fazia em torno de referências claras: Igreja, Estado, família, escola. As neuroses eram mais comuns do que as compulsões, e a teoria psicanalítica se estruturou em torno da neurose. De lá para cá houve um questionamento maior sobre aquelas instituições e elas acabaram fragmentadas. As pessoas perderam esses paradigmas de referência para se situar e precisaram lidar com o chamado vazio existencial, hoje muito mais comum que nos anos 1950. Esse vazio é preenchido com objetos do consumo material: drogas, sexo, jogo, comida, bebida, bens materiais, remédios. As pessoas compram ou desejam comprar vários celulares e possuem diversos tênis de marcas famosas. Os indivíduos foram se tornando mais compulsivos – antes, eram neuróticos. Hoje, as adições e as compulsões prevalecem e requerem um tipo de tratamento diferente da psicanálise tradicional, que no entanto ainda tem o seu lugar. Mas se eu tenho um cliente idoso com problema de depressão ou com problema de dependência, a psicanálise pode não resolver. Por um lado, não há mais tempo para o idoso se submeter a esse tipo de tratamento; mas por outro há, sim, porque a longevidade aumentou. São paradoxos e desafios que se apresentam. A idade oficial de entrada na velhice é 65 anos, mas se pode viver por vinte ou mais anos. Temos uma terceira vida pela frente e dá para fazer muita coisa no tratamento desse idoso. Hoje, o jogo de forças é diferente. Há políticas públicas e privadas, planos de saúde, fiscalização da saúde pública, agências reguladoras. O plano de saúde é o grande intermediário entre o médico e o paciente. A primeira pergunta que o paciente faz é esta: "Esse médico tem plano de saúde?" E quer saber se o plano oferece cobertura. Do outro lado, perguntam-lhe se o pagamento do plano está em dia. E o médico continua indagando: "Posso pedir tal procedimento? Tem cobertura? Qual é o número do plano?" Além de médico, o profissional passou a ser um burocrata também.

E o Alzheimer? É genético?

Há fatores genéticos relacionados a ele, mas há outros fatores que podem estar implicados na sua gênese. Não existe causalidade definida para a doença de Alzheimer – provavelmente, é uma doença de causas múltiplas e multifatorial.

Na medida em que se passa dos 60 para os 70 anos e, depois, dos 80 para os 90, aumenta a incidência de pessoas com o quadro de Alzheimer. Entre os 60 e os 75 anos, 10 por cento dos idosos sofrem do mal. Entre os 75 e os 85 anos, o número passa para 15 por cento. Dos 85 para os 95 anos, chega a mais de 20 por cento. Portanto, trata-se de um problema de saúde pública, e o psiquiatra e o neurologista devem estar bem preparados para fazer o diagnóstico e proceder ao tratamento adequado.

Existe prevenção para o mal de Alzheimer?

Não. Existe, sim, prevenção para o declínio cognitivo do idoso, por meio de atividade intelectual. Determinados fatores cognitivos continuam intactos na velhice: a capacidade de formulação de conceitos e a criatividade, que pode até aumentar nessa etapa da vida. A ideia de que o idoso ficará *esquecido*, com problemas de cognição e deficiência intelectual, ocorre quando a pessoa está adoentada ou por alguma outra causa. Quando o idoso está sadio, não se espera isso dele. Se ele possui uma atividade intelectual, vê favorecida a manutenção e até o desenvolvimento da cognição. O primeiro sintoma da doença de Alzheimer é o esquecimento progressivo em relação a fatos recentes. A memória remota fica preservada, mas a memória recente começa a se deteriorar, lenta e progressivamente. Em seguida, aparecem alterações em outras áreas da cognição, na linguagem e na habilidade espacial. Surge uma dificuldade de acessar nomes de pessoas ou de objetos: é a anomia. Ou então há troca de letras, fonemas, palavras inteiras. São os transtornos da linguagem.

O que fazer quando esses sinais aparecem?

O idoso *esquecido* deve se submeter a uma avaliação neuropsicológica e a exames para detectar precocemente qualquer tipo de problema nessa área. Testes de memória, prova de fluência, pensamento abstrato, linguagem, uma bateria de testes elaborados por um profissional qualificado para que o resultado seja interpretado à luz do seu estado clínico. Lembremos que um dos grandes problemas do nosso tempo é o exagero da informação desordenada. Todos se queixam dessa desorganização da informação – jovens e idosos. Pensemos que há vinte anos saía-se na rua e o ambiente era inteiramente diverso do atual. Não existia o acúmulo de letreiros, de sons, de cores, de frases e de novidades de hoje. Em certos casos de *esquecimento*, portanto, não há doença. É apenas uma sobrecarga de informações desordenadas que bombardeiam, sem cessar, os indivíduos – e o ser humano possui uma memória limitada. Portanto, há que distinguir os esquecimentos eventuais no idoso de um quadro de doença. Se ele tem 80 anos e sua atividade intelectual começou lá atrás, é ótimo: o cérebro terá mais sinapses e a pessoa encontrará mais facilidade de armazenar informações na memória.

Há outros fatores da prevenção da saúde mental do idoso?

A atividade física é um deles, pois promove o crescimento neuronal benéfico ao desenvolvimento cerebral e à neuroplasticidade. Com a prática de exercícios físicos, emergem substâncias originadas no próprio organismo que funcionam como hormônios. E, é claro, há os benefícios de oxigenação para a saúde de modo geral. Uma dieta alimentar particularmente oxidante e demasiadamente glicemiante, com muitos açúcares, é danosa. Chocolates, doces, biscoitos, massa e arroz branco em grande quantidade são alimentos associados ao envelhecimento de modo geral e ao envelhecimento cerebral, especificamente. A dieta antioxidante, com saladas, legumes, vegetais, frutas, peixe e arroz integral favorece a manutenção do funcionamento do cérebro. As vitaminas E e C também são importantes na dieta antioxidante; retardam o envelhecimento físico. Mas ainda há muita controvérsia sobre essas dietas e não existe consenso.

E a relação dos idosos com o álcool?

No caso de idosos bebedores de álcool, o tal cálice de vinho tinto diário preconizado como saudável pode ser a abertura para o alcoolismo, um sério problema na velhice, que, em geral, aparece quando o homem se aposenta. O indivíduo já poderia ser considerado um alcoolista, mas isso estava mascarado pela atividade profissional. Ele e sua roda de colegas, depois do trabalho, frequentavam *happy hours*, jantares, reuniões e coquetéis. Quando se aposenta, o homem chega em casa, não tem o que fazer, já não tem tantos amigos e começa a beber sozinho. Começa a frequentar botequins quando só tem esse tipo de diversão. Circulando pelos bares de Copacabana, vê-se um grande número de homens idosos. Há quem ache que, como o idoso está no fim da vida, deve-se deixá-lo beber. Não é correto. O Alcoólicos Anônimos (AA) está repleto de idosos. Muitos ingressaram no programa com mais idade e pararam de beber mais velhos.

E a solidão como causa de depressão?

A solidão é uma abertura para a depressão. Mas é necessário distinguir a depressão da tristeza. Um exemplo: em Copacabana, selva de concreto, os idosos se escondem em seus apartamentos. Para eles, não existe mais aquele ambiente comunitário que caracterizava sua infância e juventude, com as casas, os vizinhos, e os parentes morando próximo. Pode surgir uma grande dificuldade de adaptação à nova realidade; daí advém a tristeza. Antigamente, o idoso morava com a família. Hoje, a família não quer o idoso. Temos uma sociedade com uma característica muito infeliz, que rejeita o idoso. No entanto, ele pode ser fonte de sabedoria e experiência – em várias outras sociedades é assim. Mas aqui a cultura da juventude é forte, e o idoso tem que agir como jovem, deve pensar como jovem e não é valorizado como idoso, negando a sua própria identidade.

Mais vida, mais casos de câncer

"Atualmente, o câncer é considerado uma doença crônica degenerativa", diz o médico Ernani Saltz, oncologista clínico que coordenou a Campanha Nacional de Combate ao Câncer – incluída na Campanha Nacional de Combate ao Fumo –, foi professor de Clínica Médica da Universidade Gama Filho e hoje é chefe do Serviço de Oncologia do Hospital Federal Cardoso Fontes, do Ministério da Saúde. Ele acrescenta:

> As pessoas sobrevivem muitos anos, tomam remédios (ou não) e podem morrer de outras moléstias. Diz-se que, nos dias de hoje, há muito mais casos de câncer. É verdade, mas é verdade também que a medicina faz diagnósticos bem mais precoces, ao passo que antigamente as pessoas morriam e não se sabia quais tinham sido as causas. Agora, a oferta de diagnósticos aumentou sensivelmente e cresceu também o seu volume. Aumentou a expectativa de vida do brasileiro e, por isso, quanto mais idade, mais casos de câncer vão apa-

recer. No passado, os indivíduos morriam muito cedo e não havia tempo para o câncer se desenvolver.

Quais são os fatores para o surgimento de tantos casos de câncer?

Em primeiro lugar, uma notória elevação da expectativa de vida. Ela era de 35 anos de idade no Brasil na virada do século XIX para o XX. As pessoas, nessa época, morriam de infecções e de acidentes – não tinha como *consertá-las*. Hoje, a expectativa de vida do brasileiro morador do Sul e do Sudeste do país é igual à da Bélgica. Isso mostra como o processo ocorreu rapidamente. O país passou da mortalidade infantil para a doença crônico-degenerativa; é o que se vê na pirâmide populacional: aumento de idosos e diminuição de jovens, relativamente. Mas o maior fator para o aparecimento do câncer e de doenças crônico-degenerativas em geral foi a urbanização da nossa população, que era, basicamente, rural – no espaço de cinquenta anos ela se tornou urbana, o que representa quase 85 por cento do total. O que acontece com a pessoa quando ela se urbaniza? Fica exposta à poluição, aos novos hábitos alimentares, ao estresse, às comidas enlatadas. Nem se pode falar em qualidade de vida, porque ela depende da sensação das pessoas e, no caso, elas preferem viver na cidade a viver no campo, onde, aliás, a vida é mais saudável. Na cidade, a pessoa entra em contato com novos poluentes e com comidas industrializadas, por exemplo. Uma grande vitória, entretanto, foi a diminuição expressiva do uso do cigarro e outros produtos do fumo. O Ministério da Saúde promoveu inúmeras campanhas – eu participei de uma delas, nos anos 1980. Em vinte anos houve uma enorme redução do tabagismo no Brasil. Mas só vamos ver os resultados dessas campanhas lá na frente. Hoje, morrem muitas pessoas de câncer de pulmão porque fumaram continuamente no passado, e o câncer só aparece trinta ou mais anos depois de se iniciar o uso do tabaco.

E o que ocorreu no caso das mulheres?
Até a Segunda Guerra Mundial elas não fumavam porque, socialmente, era intolerável uma mulher fumar. Depois da guerra houve a revolução social de costumes, e as mulheres apareceram na sociedade com ideias libertárias; e uma das más ideias foi fumar. A partir daí, o câncer de pulmão, que era raro nas mu-

lheres, se tornou frequente. Anos depois, isto é, hoje, elas estão pagando o preço com a maior incidência de câncer de pulmão e de mama – e tudo vai depender da quantidade e de quanto tempo se fumou. Então, todos esses fatores – aumento da expectativa de vida, novos hábitos e aumento da urbanização da população – remetem a mais casos de câncer.

Qual é a prevenção primária?
Há prevenção para poucos tipos de câncer. Para a maioria, contamos com o diagnóstico precoce. Prevenção primária é vacina: vacina para tuberculose, vacina para pólio etc. Para o câncer podemos fazer a prevenção secundária como, por exemplo, não fumar. Para o câncer do tubo digestivo sabe-se que há influência da alimentação, mas ainda não se pode dizer exatamente qual é ela. É muito difícil determinarmos coisas *a fazer*. Coisas a *não fazer* é mais fácil. Não fumar porque causa câncer de pulmão é uma atitude que a pessoa toma; não há necessidade nem de ter dinheiro para tomá-la. Mas dizer "coma de forma saudável" em um país subdesenvolvido soa como uma piada: significa comer frutas quatro vezes por dia, folhas, alimentos

orgânicos, sem agrotóxicos. É um discurso que se deve fazer para alertar as pessoas, mas a prática é difícil. De qualquer modo, o país está comendo melhor, as pessoas fazem mais exercícios, e tudo isso é parte da prevenção secundária de doenças.

E sobre o câncer de próstata?
Trata-se de outro capítulo completamente separado; ele é inevitável. *Cem por cento* é uma expressão forte e devemos colocá-la entre aspas, mas todos os homens terão câncer de próstata. Se os indivíduos vivessem cem anos – e há vários estudos de necropsia em pessoas que se acidentaram, em vários países, demonstrando isso –, eles poderiam ter, no organismo, muitos outros tipos de câncer além de próstata. Esses cânceres estão lá, incipientes. Se vivermos mais, ele aparecerá clinicamente um dia – ou não.

O câncer de próstata é típico dos homens de mais idade?
Sim, a partir dos 60 anos começa a aumentar a sua incidência; a partir dos 70, mais ainda; e acima dos 80 ela é enorme. Como é uma doença lenta, não significa que

tenha de ser tratada. Esta é uma grande discussão que se faz hoje: vale a pena diagnosticar, buscar o diagnóstico, nessa indústria médica atual do diagnóstico, de fazer PSA de seis em seis meses, de fazer ultrassom de próstata? Acima dos 80, qual é a vantagem desse diagnóstico? Há um grupo que acha que só traz desvantagens para o idoso que está em boas condições biológicas, boas condições na sua história pessoal, boas condições familiares; se ele estiver bem amparado, bem nutrido, poderá viver até os 90 – o caso do Japão. Se o médico diagnosticar precocemente, logo depois entrará a indústria médica para tratar com cirurgia, radioterapia, medicamentos, hormônios. Se a pessoa não apresentar sintoma urinário ou outro, esse diagnóstico não causará nenhum impacto na sua sobrevida; ao contrário: o tratamento vai piorar a sua qualidade de vida. Hoje, a vantagem é o alerta do diagnóstico precoce. Para a maioria dos casos de tumores, existe tecnologia para o médico agir e intervir, para curar ou torná-los uma doença crônica. Hoje, há tecnologia avançada, há tratamento, e a pessoa pode viver muitos anos com a doença presente ou em remissão, mesmo nos casos de diagnóstico tardio, de doença avançada.

A sensação é de que existe uma explosão de casos de câncer.

As pessoas reclamam porque antigamente não se ouvia falar com tanta frequência de câncer. Causas: primeiro, não se diagnosticava a doença; segundo, atualmente temos os agravos do meio ambiente, dos alimentos contaminados com agrotóxicos e o envelhecimento da população. No passado, morria-se por acidentes, por infecções, por outras causas, e não havia tempo suficiente para um câncer evoluir. A arqueologia já mostrou que nas múmias do Egito há vestígios da presença de câncer, que não é uma doença nova. Pode ser recente no diagnóstico, na sistematização, no nome.

A partir dos 60 anos de idade qual é a recomendação para o diagnóstico precoce?

Depende. Nas mulheres, para o câncer de mama, deve ser feito a partir dos 40 anos e, no caso de ela não apresentar nenhum histórico familiar nem algum risco adicional, deve-se fazer a mamografia anual – é o padrão mundial. A precisão da mamografia não está no fato de ela ser digital ou de alta resolução;

não depende do aparelho, mas do profissional capaz de ler as imagens. Não adianta fazer a mamografia se ela for mal lida. Ela precisa ser lida por um técnico competente, senão a lesão passará despercebida e só se vai diagnosticar quando o câncer estiver avançado. Se houver alguma alteração, o exame deve ser mais frequente, para que a anormalidade seja analisada e para verificar se se transformou em alguma coisa mais concreta. Então, o exame deve ter determinada frequência; depois, pode ser feito mais espaçadamente. A mamografia deve ser anual. Às vezes, a mulher não apanha o resultado, o médico não recebe o resultado do exame e, no ano seguinte, verifica-se que a indicação de anormalidade existia desde um ano antes.

E a frequência do exame de próstata?
Deve ser anual, na ausência de sintomas. O *check-up* anual deve incluir exames para diagnóstico precoce de câncer e, nos homens mais jovens, o exame físico dos testículos. Em todos os casos, no entanto, se houver alguma suspeita, o paciente deve ser enviado rapidamente para o especialista, porque é ele quem detém o conhecimento e a tecnologia, pode andar rápido

para fazer o diagnóstico precoce, de forma que o tratamento possa ser curativo. Não adianta fazer exame após exame e não chegar a nenhuma conclusão. Em homens mais velhos, quando a doença é muito localizada, não se faz tratamento; só se observa. É melhor para o paciente. Eu costumo dizer que, na medicina, o exame mais sofisticado hoje, infelizmente, é relegado a segundo plano – é o exame físico. Poucos médicos atualmente examinam de fato o paciente.

Uma prática que era a do médico de antigamente? Hoje já se diz "uma prática do médico de *antigamente*", e isso é terrível. Temos de examinar e apalpar os pacientes, mas hoje essa prática caiu em desuso. Há uma fantasia de que os exames de laboratório e os radiológicos vão resolver tudo – e não resolvem. Há uma falsa sensação de segurança das pessoas ao se submeter aos exames. Ouvir e examinar, apalpar os pacientes, descobrir alguma lesão precoce, apenas o conhecimento, a mão experiente do médico são capazes de descobrir. No caso dos tumores dos testículos, o homem não costuma expressar nenhuma queixa porque tem vergonha ou porque não sente nada de anormal. O médico só vai descobrir uma alteração com a apalpação. O exame de testículos e o toque retal fazem parte do exame físico. A máquina só mostrará a doença em uma fase mais avançada. Hoje, infelizmente, acha-se que o exame e os remédios são mágicos. A indústria farmacêutica está vendendo essa ideia de que, para cada transtorno, inclusive para a infelicidade, temos um remédio. Às vezes as pessoas estão tristes por causa de um fato muito concreto; mas a sociedade não aceita. Deve-se ter sempre um remédio para vender e há sempre um laboratório oferecendo remédio para tudo. A indústria farmacêutica vende uma ideia que vem a ser o desejo dos consumidores. O idoso, então, acaba hipermedicado. Ora, não existe experiência médica sobre uma pessoa que toma seis, sete remédios ao mesmo tempo; ela ainda não foi realizada e não se sabe qual o resultado, no organismo, da interação desses diversos remédios. Assim como a criança, o idoso tem um metabolismo diferente: a medicação é diferenciada, as doses não são as mesmas dos adultos jovens e as interações das substâncias, no organismo, são diferentes. Como o idoso é multissintomático e convive com múltiplas doenças, quando diagnosticamos câncer no idoso ele fatalmente tem também algum grau de hipertensão, algum grau de doença cardíaca, algum grau de diabetes – e para tudo isso ele já está medicado. O médico, então, entra com mais remédios para a doença diagnosticada e fica muito difícil saber qual é a mais ou a menos importante. Muitas vezes as alterações existem, mas podem não ser medicadas. Por exemplo, o idoso com a glicose um pouco elevada não tem de tomar remédio; ele tem é que fazer dieta, porque o médico não sabe se o medicamento para a diabetes que ele toma para reduzir a glicose vai interagir com outro remédio para a hipertensão ou com um terceiro remédio, e isso vai resultar em algum sintoma. Acho que muitas pessoas, sabiamente, acabam não tomando todos os remédios que os médicos prescrevem... E eles são enganados, porque os pacientes têm vergonha de desobedecer ao deus-médico e não declaram que não tomaram o remédio; ou ficam envergonhados de contar que não puderam comprá-lo – e dizem que estão tomando.

Então, como lidar com o idoso e suas doenças? Deve-se tentar saber se a doença existe e então priorizar o que o idoso precisa de fato. É claro que, quando se fala em diagnóstico de câncer, essa é a prioridade, porque é a moléstia de maior risco. Mas o médico tem armas para deixá-lo como doença crônica ou para curá-lo. Por outro lado, é necessário perder o preconceito contra o idoso. "Ah, ele já tem 80 anos, tem um câncer de intestino, não vou fazer nada, não vou tratar não..." Trata-se de um preconceito terrível, porque o idoso pode ter 80 anos, mas biologicamente está ótimo e o médico tem de tratá-lo – e ele pode ficar muito bem! Na equipe médica há muito preconceito. Nesses casos, tira-se a chance de ele sobreviver. Se o idoso não tem um bom desempenho e seu estado é ruim por causa de uma doença cardíaca, uma diabetes séria ou uma moléstia cardiovascular grave, é claro que o médico não deve fazer mais um tratamento em alguém que tem uma expectativa de vida já curta. Ao contrário do idoso que na carteira de identidade tem idade avançada, mas que biologicamente está ótimo: é nesse que o médico tem que investir. O preconceito tira a chance de vida do idoso. Tem que medicar sem o preconceito de tratar. Atualmente, há uma área que se preocupa com a oncologia geriátrica, assim chamada para alertar que é necessário tratar desses pacientes. E não é tratar um pouquinho, com doses supérfluas, mas com doses capazes de gerar reais benefícios.

O câncer é mais agressivo nos jovens ou nos idosos?

Se existe alguma vantagem na velhice – e eu acho que existe, quando ela é bem conduzida, porque é a história da vida do indivíduo –, é que nessa faixa os cânceres são menos agressivos. Se uma mulher de 30 anos tem câncer de mama, é uma doença séria, um erro biológico muito grave. O mesmo câncer em uma mulher de 70 anos é uma doença crônica e lenta, pode ser tratada, e ela deve morrer de outra causa. Os cânceres da juventude são muito agressivos. Alguns, por serem extremamente agressivos, são tratados e curados. No idoso, exceto nos casos das leucemias agudas, são mais lentos e permitem tratamento também menos agressivo e mais lento. O câncer de mama, nas mulheres na pós-menopausa, é bem menos agressivo, porque nesse organismo não há mais estímulo hormonal. No homem, quanto mais idoso, mais lento é o câncer de próstata. Se o PSA (exame de sangue que mede a atividade de câncer de próstata) subir um pouco, se faz um ultrassom e é provável que se encontre um ponto de câncer. Para mim, para a corrente médica à qual pertenço, no homem de 80 anos isso significa *wait and watch* – esperar e observar. Depois de seis meses faz-se outro PSA e um novo ultrassom, e se as coisas estiverem estabilizadas não fazemos nada. Se os índices no PSA começarem a subir, volumetricamente, haverá procedimentos a fazer; mas pode ser que se passem muitos anos e eu não faça nada. Não vou medicar esse idoso porque isso não trará nenhuma vantagem e pode ser que outros eventos na sua vida o matem antes que esse câncer se manifeste. Nesses casos, é preciso que o paciente e a família tenham muita confiança no médico, porque é difícil aguentar o diagnóstico registrado no papel: câncer de próstata. Não estou dizendo que não se faz nada. Está-se fazendo, é preciso entender isso. Está-se tratando. *Não fazer nada* parece que se está deixando de lado o paciente. Mas é que o diabetes e o problema cardíaco dele são mais graves.

Na nossa sociedade a palavra câncer ainda é um estigma.

É uma condenação de morte mesmo quando é localizado e mesmo que não se faça nada. Mas é um estigma assim como, no passado, era a tuberculose. Em resumo: cuidar das pessoas como um todo, não ter preconceito contra o idoso, tratá-lo como igual, lembrar que, quanto mais se vive mais se tem a chance de fazer doenças desse tipo e lembrar também que o diagnóstico não é sinônimo de tratamento ativo, medicamentoso. É claro que, se detecto um nódulo em qualquer mulher, a despeito da idade, vou operar, porque essa atitude pode ser a curativa, e o câncer pode acabar para sempre. No homem, o câncer de próstata, diagnosticado bem precocemente e estando localizado, não quer dizer cirurgia ou radioterapia.

Quais são alguns dos sintomas de câncer em idoso?

Emagrecimento sem explicação; dor sem história de trauma ou sangramento de qualquer natureza sem explicação evidente. A observação da pele é importante, porque os idosos tomaram muito sol quando jovens. Era uma época em que o sol *não fazia mal*, assim como o cigarro *não fazia mal*. Na década de 1930, a propaganda de cigarro nos Estados Unidos mostrava atores vestidos de médicos, com jaleco branco e cigarro na mão, dizendo que fumar fazia bem! Havia a crença de que o fumo expandia o pulmão. Com o sol, a mesma coisa: quanto mais sol, melhor para o organismo, porque o sol era considerado saudável. Era bonito ser bronzeado. Hoje está se pagando o preço por essa prática, porque, para se fazer o câncer de pele, é necessário que a pessoa tenha passado por muitos anos de radiação. O acúmulo dessas radiações é que resulta no câncer de pele. Só que isso ocorre muitos anos depois e de nada serve dizer: "Ah, mas há dez anos eu não tomo sol..." Foram os quarenta anos anteriores que causaram o melanoma. Nos idosos, é grande o número de casos de câncer de pele sem nenhum problema. O grande vilão é o melanoma. Por isso, é preciso pesquisar as manchas senis, que chegam com o agravo da idade, e as malignas.

Os frutos da floresta

Uma das regiões mais privilegiadas no país para a promoção e produção de programas de pesquisas científicas e médicas de ponta é o estado do Amazonas. Lá, a situação econômico-financeira é efervescente, a arrecadação é estável e significativa, e são inúmeros os investimentos de grupos ambientalistas internacionais atraídos pela causa da sustentabilidade.

Parte de um programa da UnATI local estuda o guaraná cultivado na cidade de Maués, onde há a maior plantação do mundo desse possível protetor anti-idade, com propriedade antioxidante, obtido ao ser ralado na língua do pirarucu, três vezes ao dia.

Paralelamente a esse programa, a professora Ivana Manica da Cruz, da Universidade de Santa Maria do Rio Grande do Sul, especialista em envelhecimento celular, e o médico Euler Ribeiro iniciaram a coordenação de um estudo das populações do médio Amazonas que apresentam, segundo dados do Instituto Brasileiro de Geografia e Estatística (IBGE), uma concentração de um por cento de indivíduos acima de 80 anos de idade. Quais seriam os fatores responsáveis pela longevidade da população de Maués?

Depois de a equipe avaliar mais de 1,8 mil idosos e analisar fatores de risco e de proteção, tanto genéticos como ambientais, surgiram alguns resultados importantes. O primeiro é a rica miscigenação, com predominância indígena na proporção de 60 por cento, com presença de europeus, árabes, judeus e negros. Sendo a fração de 30 por cento responsável pela longevidade relacionada à genética, aqui estaria garantida a percentagem.

Observa o dr. Ribeiro:

> Como é comprovado que o meio e o comportamento individual constroem o restante dos 70 por cento, fomos buscar as outras variantes que seriam também as responsáveis pela longevidade maior do que a média amazonense: estresse mínimo, exercícios mantidos com longas caminhadas pela floresta, a utilização do remo como um notável instrumento da manutenção do equilíbrio e da força muscular, o repouso restaurador garantido com longos períodos de sono e o viés fundamental: a dieta amazônica.

A base da dieta amazônica está na presença dos aminoácidos essenciais para a formação das proteínas e de ácidos graxos importantes, como o ômega 3 e o ômega 9, encontrados tanto nos peixes dos rios da região quanto no salmão e no atum, das profundezas dos oceanos.

Segundo pesquisa publicada pelo médico Rogério Jesus, do Instituto Nacional da Pesca Amazônica (Inpa), o peixe jaraqui é o mais rico desses peixes, e também o mais consumido pelas populações ribeirinhas, assim como os derivados da mandioca, tão ricos quanto os derivados do trigo.

Já os frutos da floresta são especialmente ricos em vitaminas. O camu-camu é o mais rico em vitamina C entre todos os frutos no mundo, segundo o Inpa. O tucumã e a pupunha, riquíssimos em fibras e carotenos, antioxidantes por excelência; a bacaba, o açaí, o patoá, energéticos essenciais; o buriti, o mais rico em vitamina A; o abiu, o cupu, a graviola, a carambola, o mari-mari, o caju, a melancia, o melão, o pequiá, o pajurá, o ingá, o uixi, a sapotilha e tantos outros. Além de saborosos, todos são antioxidantes e ricos em vitaminas, sais minerais e promotores da produção de hormônios. E há também a castanha brasileira, rica em óleos essenciais, proteínas e selênio, indispensáveis à promoção do sistema imunológico.

Já o guaraná, outro alimento funcional e estudado em centenas de pesquisas brasileiras e internacionais, tem as mesmas propriedades do chá-verde, da uva e do café. Diz o dr. Euler:

> Ele é considerado um alimento *três em um*: é anticarcinogênico, anti-inflamatório e protetor da cognição, e favorece a manutenção da memória. É estimulante do sistema nervoso central, energético, auxilia no combate à obesidade e, por ser um modelador plaquetário, afina o sangue. Por essas propriedades buscamos, por meio de pesquisas, verificar se o guaraná, assim como a uva, teria a capacidade de modular os genes da longevidade, a exemplo das sirtuínas.

Assim, ainda mais eficaz que a famosa dieta mediterrânea, como está comprovado por alguns estudiosos, e mesmo sem a presença do vinho e do azeite de oliva, a dieta amazônica começa a ganhar espaço.

VI

SEXO, RENOVAÇÃO E SOCIEDADE

Encontros e desencontros

As pesquisas em relação à sexualidade das mulheres idosas em geral são insuficientes. As idosas se sentem envergonhadas, até mesmo intimidadas de responder às questões que lhes são apresentadas e de se estender sobre a própria sexualidade, seu desejo e sua libido, dados que ofereceriam um depoimento mais concreto sobre o assunto.

Do ponto de vista biológico, no entanto, a sexualidade feminina é menos atingida pela velhice do que masculina. O homem, a partir de certa idade, fica impossibilitado de ter ereções, como mostram pesquisas clássicas – relatórios Kinsey e Masters e Johnson.

Segundo cientistas, a estabilidade sexual, durante toda a vida, é maior na mulher que no homem. Aos 60 anos de idade, as possibilidades de desejo e de prazer são as mesmas que aos 30 anos. A intensidade da resposta sexual, de modo geral, diminui com a idade, mas a mulher é capaz de continuar atingindo o orgasmo, sobretudo se for objeto de uma estimulação sexual regular e eficaz.

Muitas mulheres gostam de fazer amor mesmo quando não atingem o orgasmo. Os prazeres preliminares contam mais para elas do que para os homens. E a mulher é menos sensível à aparência física do parceiro do que o homem é sensível à da mulher. Como consequência, ela se diz menos incomodada com o envelhecimento dele. Por isso, nada impede que a mulher conserve atividades sexuais até os últimos dias de vida, desde que goze de boa saúde.

No entanto, apesar desse quadro, as atividades sexuais das mulheres mais velhas, apontam as pesquisas, são menos numerosas que as dos homens. Socialmente, o homem, em todas as idades, é sujeito. A mulher, objeto. Para a mulher idosa é difícil e raro ter parceiros extraconjugais, por exemplo, ao contrário do que ocorre com o homem mais velho, que em geral procura mulheres mais jovens.

A mulher idosa agrada menos aos homens moços do que os homens idosos agradam às jovens. Um homem jovem pode desejar uma mulher mais velha com idade para ser sua mãe, mas raramente com idade para ser sua avó. Aos olhos de todos, em geral, uma mulher de 70 anos deixa de ser um objeto erótico.

Mas as pulsões sexuais persistem durante muito tempo nessas mulheres: assim, elas continuam capazes de ter desejo, mesmo que há muito tempo tenham deixado de ser desejáveis aos olhos dos homens. Um descompasso dramático, que faz o assunto da sexualidade feminina nas idosas ainda ser tabu. Pelo menos mais do que a sexualidade nos homens velhos.

Sobre o tema, Simone de Beauvoir anotou:

> Em geral, no amor, a mulher é mais narcisista do que o homem. Nela, o narcisismo visa ao corpo inteiro. Através das carícias e do olhar do seu parceiro ela toma, deliciosamente, consciência desse corpo como desejável. Se o parceiro continua desejando-a, ela se adaptará à perda do viço de seu corpo. Ao primeiro sinal de frieza, porém, sentirá amargamente a sua decadência – terá repulsa por sua imagem e não suportará mais expor-se aos olhos de outro homem.

Exceto nos casais em que a mulher é bem mais jovem que o parceiro, o homem idoso tem menos razões para ter ciúmes do que a companheira. Ele conserva apetites sexuais, enquanto ela não é mais objeto de desejo. Mais uma vez o desencontro.

Pesquisas desenvolvidas entre homens e mulheres de classe média na França mostraram que os casais têm mais dificuldade de envelhecer juntos. Mais do que indivíduos isolados, porque as relações afetivas entre marido e mulher se deterioram. Diz também Simone de Beauvoir:

> O declínio da sua saúde, o isolamento que se segue à aposentadoria e à partida de casa dos filhos leva-os a viver quase que exclusivamente um para o outro. Mais do que nunca cada um pede ao cônjuge proteção e amor; e cada um é mais do que nunca incapaz de satisfazer esse pedido. Essa insatisfação permanente traz a exigência de uma presença física constante, o ciúme e as perseguições. Às vezes, a separação desfecha um golpe mortal em indivíduos que, literalmente, não podem passar um sem o outro. Mas por outro lado a coexistência lhes traz mais tormento do que felicidade.

Um ajuste de contas

A psicanalista Edna Vilete diz:

Quando você fez o convite para essa entrevista, fiquei muito interessada. Eu já estava meio intrigada com um processo que vinha acontecendo comigo. Comecei a reparar, com muita frequência, quando estava no carro, viajando, ou de noite, na hora de me deitar, que eu era tomada por uma lembrança do passado, quase sempre da infância, mas, sobretudo, da adolescência e da minha vida de adulto jovem. Essas lembranças vinham com uma qualidade de vivência intensa, com colorido, com detalhes, coisas ocorridas há quarenta, cinquenta anos. Achei curioso. Era como se tivesse de passar a vida em revista; tivesse de voltar e fazer um apanhado do que tinha vivido. Então me dei conta de que era como resgatar as boas experiências vividas, os momentos especiais. Mas tinha também outro aspecto. Era como se a pessoa tivesse que prestar conta a si mesma do que havia feito na vida. Como um compromisso para resolver aquilo internamente: condutas que a pessoa teve e das quais não pode se orgulhar, e deixam um sentimento que não é de culpa, porque nesse momento da vida você já está se absolvendo. Mas é uma questão de responsabilidade da pessoa diante do mundo e diante daqueles que estiveram ligados a ela.

Então, de vez em quando, e quando isso ocorre, eu me ponho a pensar que agi assim, ali e aqui, porque não tinha outra possibilidade, não me ocorria fazer diferente. As histórias da vida, o contato com alguém; é como se você tivesse que atravessar esse momento outra vez – porque é uma vivência – para ficar em paz consigo mesmo. Não se trata de religião; mas tem muito de espiritualidade – e eu vejo a espiritualidade do idoso assim.

Talvez por isso os idosos se tornem mais tolerantes. Eles alcançaram uma tolerância consigo mesmos em função daquilo que fizeram e de que não se orgulham. Você, então, se vê e vê o outro, e também o que aconteceu lá atrás, de forma diferente. Você não vai voltar atrás. O início da constatação é este: você não vai voltar atrás. Não tem como corrigir o que aconteceu. Mas tem como reconhecer e aceitar que naquele momento não podia ser diferente por diversas razões e até por sua própria imaturidade. Essa é a absolvição que damos a nós mesmos.

É um ajuste de contas interno, da gente, de cada um consigo – e pode trazer a paz. É uma experiência preciosa que talvez liberte a pessoa para viver, então, aquilo que não pôde viver antes.

Claro que, se a pessoa é religiosa, terá o apoio da religião, mas essa experiência não está ligada a uma religião. Está ligada, talvez, a uma religiosidade e ao reconhecimento da bênção recebida com a própria dádiva da vida.

No plano objetivo, do cotidiano, Edna observa:

Mas a grande questão que preocupa o idoso, atualmente, é o fato de ele não contar com um apoio do Estado nessa sobrevida da velhice, cada vez maior. À medida que envelhecemos, nossa capacidade de trabalho vai diminuindo – o idoso não consegue trabalhar quanto trabalhava antes, porque se ressente fisicamente. Percebe com clareza que precisa diminuir as atividades profissionais, o que acarreta diminuição de ganho financeiro. Então nos perguntamos: como fica a manutenção daquele padrão de vida que a pessoa estava habituada a manter em função do trabalho? As aposentadorias, em geral, são insignificantes, e se a pessoa não é um alto funcionário público, se não se garantiu com uma série de leis, não será a aposentadoria do INSS que vai proporcionar a possibilidade de manter, dentro de determinado limite, o padrão de vida de antes. Esse é um grave problema. Em minha opinião, é o problema central da velhice no país.

Em relação à finitude, à proximidade da morte, ela observa:

Chega um momento em que, por mais que você seja aquinhoado e abençoado com uma genética boa, está ali o final. A pessoa pode ser otimista, ter mais vinte ou trinta anos de vida, mas também pode não ter – essa incerteza faz parte da vida. Penso que temos de olhar para dentro para nos defrontarmos com os sentimentos relacionados à finitude. Muita coisa depende também de como a pessoa viveu antes, quando era mais jovem: terá se preparado internamente para esse momento da velhice?

A tarefa, talvez a última tarefa que o ser humano tem a realizar, o único projeto que talvez seja realmente importante, é poder usufruir o tempo que resta – o que depende do tempo presente – e ter a capacidade de aproveitar o que a vida vai trazendo. Os idosos procuram todos os recursos à sua disposição: possibilidades, cursos, palestras. Querem saber mais a respeito de si mesmos. Sinto que há um interesse deles de se preparar, de se desenvolver nesse aspecto do autoconhecimento.

O psicanalista inglês D.W. Winnicott conta a história de uma pessoa com determinada patologia. Era um esquizoide e, com isso, sempre viveu muito retraído. Foi para a análise durante um tempo e precisou enfrentar grandes dificuldades durante o tratamento. Um dia, ele disse a Winnicott, depois de ter atravessado as dificuldades do processo terapêutico: "Mesmo que eu tivesse só um dia a mais de vida, que só restasse apenas um dia para viver, valeu a pena fazer análise." Essa nova condição percebida dentro de si, de poder olhar a vida de outra maneira, tinha valido a pena. Se a pessoa percebe que tem uma necessidade e busca atendê-la, vale a pena. Em qualquer tempo.

A maioria dos idosos que vem para a análise chega com esta ideia: querem aproveitar o que antes não puderam aproveitar. Esse *aproveitar* diz respeito a se manter em contato verdadeiro consigo mesmo. Pessoas com 67, 70 anos que vieram se tratar, umas em quadro grave, outras não, transformaram as suas vidas. E várias delas não tinham nenhuma experiência psicanalítica anterior. Acho que essas pessoas chegam não porque tenham sofrido alguma grande perda ou algum impacto, mas porque desejam ter a experiência interna da transformação. São pessoas muito bem aquinhoadas materialmente, por fortuna de família ou por aquilo que conquistaram no trabalho. Pessoas com boas aposentadorias, que lhes permitem fazer uma coisa que não poderiam antes. Elas passam a enfrentar conflitos familiares, por exemplo, de outra maneira, com mais tolerância e mais compreensão das dificuldades do outro. Com essa transformação, em diversos casos, passa a existir uma harmonia na família que não havia antes.

Na minha experiência clínica, tenho a história de uma idosa a quem atendi. Ela teve a sua primeira conquista nos primeiros meses de tratamento. Foi a possibilidade de ir a um parque próximo da sua casa, um lugar que não frequentava nunca, e lá passou a tomar contato com todo o ambiente em volta – com os pássaros, com os cães que corriam por ali, com as crianças brincando. Foi muito interessante, porque foi o primeiro sinal que ela trouxe a respeito da transformação que estava se processando dentro de si. Acho que há a possibilidade de transformação através da psicanálise, sim, para o idoso. Mas acho também que esse é um entre outros instrumentos. Às vezes pode ser um livro – não de autoajuda, mas livros que ajudam a compreender o ser humano –, ou um filme.

Essa busca é diferente nos Estados Unidos, por exemplo. Lá, os idosos se reúnem para fazer excursões, viagens, para encontros semanais, para festas. Não se trata disso. Falo sobre a busca da espiritualidade. Nas cidades grandes temos mais recursos a oferecer do que no interior do país, onde os idosos organizam bingos, fazem trabalhos voluntários ou se ligam a igrejas. No interior há um apego maior à religião. Mas essa outra experiência, essa busca de saber mais sobre si mesmo, não encontro no interior; no Rio, sim.

Sinto que há um interesse muito acentuado no processo que descrevi, e que verifiquei em mim mesma, de rever a vida, não com uma atitude masoquista – é um processo pelo qual a pessoa passa e no qual está a possibilidade de transformação. É uma experiência que causa dor, mas liberta e oferece a possibilidade de alcançar ganhos, como o desenvolvimento de uma visão bem-humorada, uma capacidade de rir de si mesmo e da vida.

Estou conversando aqui e pensando nos livros, na obra de Tolstói, em que ele oferece muito dessas experiências, porque descreve as vidas dos idosos. Tolstói se debruça sobre a velhice e vai descrevendo o processo.

Ao longo da descoberta de si mesmo, no entanto, há outro aspecto com o qual a pessoa tem que aprender a lidar. Trata-se da questão do envelhecimento do corpo. A mim incomoda muito – eu tive uma doença grave – precisar estar tão preocupada comigo mesma. É como se o fato me aprisionasse. Não por medo. Tenho os meus medos, mas nesse caso o medo não é o sentimento principal. O que traz desconforto é precisar gastar tanto tempo para fazer exames, ir e voltar aos médicos; não acaba nunca! Todos os idosos que se cuidam passam por isso. Incomoda-me porque é o oposto daquilo que se está querendo fazer: poder me desprender e me voltar para o mundo e para o outro.

Cenas de uma manhã na rua

Era de manhã e ainda não havia muito movimento no *shopping*. Uma das escadas rolantes se encontrava em manutenção e uma senhora idosa, chapéu de praia, tênis e roupa esportiva, tentava descer. Era uma mulher jovial, aparentemente saudável, de classe média alta. Ao ver que a escada não funcionava, titubeou, desorientou-se e não sabia para onde se dirigir. Começou a esbarrar nas pessoas que passavam e ficou mais nervosa ainda. Quando eu me dirigia para ajudá-la, indicando uma saída, ela seguiu adiante, estonteada. Não a vi mais.

Na mesma manhã, no banco, pessoas na fila reclamavam da prioridade exigida por lei aos idosos que aguardavam atendimento, pacientemente alinhados na pequena porém vagarosa fila. Quando chegou sua vez, um senhor abriu uma pasta repleta de documentos e bloqueou o atendimento por mais de quinze minutos. Provocou impaciência e imprecações gerais. Era um *boy* sênior e estava ali a trabalho, embora, com certeza, fosse tecnicamente um aposentado.

Mais adiante, um ciclista se exibia em piruetas na calçada defronte ao estúdio de ioga. Quase me atropelou. Reclamei em voz alta, e um grupo de seguranças do salão de cabeleireiro vizinho riu alto e caçoou de mim.

Dirigindo o carro pelas ruas da cidade, com frequência vejo nos pontos de ônibus homens e mulheres idosos acenando e sinalizando que desejam embarcar. Motoristas seguem sem lhes dar a menor atenção e os deixam ficar, encharcados pelo calor de quarenta graus, debaixo do sol impiedoso.

Uma funcionária de ônibus de integração do metrô, no mesmo dia, recusa o cartão de idoso do passageiro e o força a pagar o bilhete. O homem paga, mas anota o número da placa do veículo, horário da ocorrência, e promete chegar em casa e denunciar o fato a rádios e jornais de TV.

A rua é divertida, é colorida e movimentada. Uma fonte de distração e entretenimento para os bem idosos, ativos e independentes. A rua pode ser perigosa para indivíduos de todas as idades, mas, em particular, afugenta os velhos que sentem medo de sair de casa e não se atrevem a passear quando escurece. Para eles, à noite, a insegurança é ainda maior.

Saber envelhecer, saber viver

"Velho pobre é trapo, cheira mal e ninguém quer por perto", diz Teresa Creusa Góes Monteiro Negreiros, professora de Psicologia Social da PUC-Rio, há mais de dez anos estudiosa do processo de envelhecimento de indivíduos desde o início da chamada meia-idade. Há três anos ela é coordenadora do grupo de estudos da cadeira de Gerontologia do curso de graduação de Psicologia da sua universidade.

Diz Teresa:

> Há uma feminização do envelhecimento, ou seja, há um número muito maior de mulheres idosas do que homens. Elas têm uma vida mais longa e por isso são solitárias. Até porque os homens que chegam a uma idade mais avançada preferem as mais jovens. Não são apenas condições sociais que estão interferindo nesse privilégio de longevidade feminina, pois as fêmeas duram mais em todas as espécies animais.

E por que o idoso sem recursos financeiros é tão malvisto?

De modo geral, velho pobre é considerado trapo porque acham que está sempre carente, será um problema, vai dar trabalho, e todo mundo se afasta. Já outro idoso, mesmo com situação econômica favorável, com boa posição socioeconômica, se não for poderoso, vira objeto de chacota, pelo menos às escondidas, porque quando ainda exerce alguma influência social a caçoada não é aberta. Diz-se que ele é anacrônico, gagá, não está acompanhando a evolução dos tempos, é obsoleto e não entende da tecnologia avançada que muda a cada momento – e realmente é difícil de acompanhar. Portanto, tanto mulheres como homens idosos são objeto dessa chacota social presente por causa dos estereótipos negativos que a velhice engendra. Porém, se o mais moço tem familiaridade com idosos hígidos e saudáveis, o estereótipo negativo diminui. Há uma diluição, uma minimização dos estereótipos negativos por causa da convivência com idosos; é o que mostram as pesquisas realizadas na área da Psicologia Social. Com a frequência de encontros, e se os mais velhos são inteligentes, saudáveis, e estão em atividade – recreativa, laboral e produtiva –, se ainda estão atualizados, então os mais jovens constatam que os idosos têm algo a contribuir. Que não são rígidos e inflexíveis. Que podem até perder em flexibilidade, mas ganham em análise, no poder de verificar as coisas como elas realmente são sem tanta fantasia. Em geral, têm poder de síntese e mais equilíbrio – não todos, mas os que acompanham a evolução dos tempos. São idosos que relativizam as questões, vivendo mais o aqui e o agora, e não estão tão preocupados com o futuro. Há pessoas, jovens ou idosos, que sofrem distúrbios psíquicos de ansiedade, por exemplo – são os que vivem no que vão fazer e não no que estão fazendo. Preocupam-se com o futuro e não se ocupam com o presente. E há os que vivem das mágoas e dos ressentimentos do passado. São jovens ou idosos ressentidos, deprimidos.

No caso das idosas sozinhas...
No caso das mulheres viúvas, algumas até ficam felizes quando perdem o companheiro, porque assim se libertam de determinado tipo de opressão. No entanto, o homem pode representar também um tipo de

capital – o marido, um objeto raro para se apresentar à sociedade, para botar a culpa quanto às responsabilidades; e é uma companhia para acompanhar nas saídas à noite. Nessa faixa etária as mulheres não gostam muito de sair à noite sozinhas. Temem essas saídas e podem não se sentir à vontade nas vans de turismo, as vans recreativas, porque não se percebem como idosas. Então o homem se apresenta como um emblema que as valoriza. Mas às vezes, no consumo doméstico, no consumo interno, esses maridos não têm o mesmo valor que apresentam para o consumo externo. Mais ou menos decadentes, em casa estão em um lugar que não é muito a *praia* deles. Ou seja: os homens sempre viveram mais no mundo externo. Não estavam acostumados com o mundo interno, o mundo dos aposentos – aposentados que são. Então, para a mulher, é como se ele estivesse invadindo seu espaço, um território onde ela, antes, era todo-poderosa – e agora deixa de sê-lo. Para consumo interno, muitas vezes o marido pode ser uma carga. Para consumo externo, um troféu. Mas não quando se separa, porque então ela se sente rejeitada – e sobrevém a solidão. Quando fica viúva sente, às vezes, uma libertação, até porque ela passa a ser a única dona do dinheiro do marido, o que lhe dará uma liberdade maior.

As amigas perguntam: ele (o finado) deixou você *bem*?

Com garantia financeira, dona de um patrimônio e da aposentadoria do marido, a viúva idosa se torna mais poderosa. Nas pesquisas, temos verificado que, entre as camadas média e alta da população, essa mulher solitária não está, porém, com toda a disponibilidade para curtir a vida. Em geral, ajuda filhos e netos. Com a inserção no mercado de trabalho mais difícil para os filhos, genros e noras, com a necessidade deles de manter o seu espaço e a ascensão profissional sendo mais complicada, muitas vezes os netos ficam sob o encargo da avó ou da bisavó, no caso de avó ainda inserida no mercado de trabalho.

Ela continua então a representar o seu papel de cuidadora?

Na mocidade e na sua fase adulta, a mulher sempre é a cuidadora. Ao envelhecer, continua nesse papel. Passa a ser uma eterna cuidadora. Nem muda muito o papel, mesmo detendo o poder financeiro. Paga o colégio dos netos, o plano de saúde das noras, dos filhos, as viagens – carrega o ônus da família. Por um lado ela tem um ganho secundário – o poder, a garantia de certo respeito por parte dos mais jovens –, mas por outro não dispõe do seu próprio tempo; o tempo que tanto merece. Diz-se, com razão, que, quando um idoso dá para uma geração abaixo dele, os dois ficam felizes, sorrindo; quando o mais jovem dá para o mais velho, ambos costumam chorar... Mas em geral há uma ambivalência de sentimentos nessa eterna cuidadora. Por um lado, ainda se sente ativa e prestigiada, e incluída nessa família dos descendentes. Por outro, pode se perguntar: Mas quando será que vou ter minha vez? Não tenho casa nem marido para cuidar, e ainda estou cuidando? Se ela para de cuidar, pode cair na solidão. Enquanto está cuidando, não costuma olhar para a sua própria pessoa, porque tem um movimento familiar em torno de si e se encontra mais voltada para o outro do que para ela mesma. Não encara a própria realidade – está distraída. Quando por algum motivo essas pessoas à sua volta se vão, ela pode vir a sentir o peso da solidão. Em geral, vive essa situação como abandono e não como uma solidão bem-vinda, porque a solidão pode ser muito bem-vinda se você a deseja e tem necessidade de um tempo para olhar para si mesma. Enfim, por um lado a mulher – eterna cuidadora – tem um ganho secundário: continuar poderosa. Mas, por outro, não dispõe do tempo livre que merece nem dispõe de uma garantia para quando estiver mais debilitada, se viver mais anos. Como dissemos antes: os descendentes recebem sorrindo, a avó também dá sorrindo, mas quando são os descendentes que precisam pagar para os ascendentes, ambos choram: aquele que dá, pela obrigação não planejada, e o que recebe, por se sentir humilhado.

Na velhice, perde-se o interesse pelo novo?

Jung diz que o momento da expansão é o da mocidade, quando se é bem jovem. Na velhice, o indivíduo é mais introvertido. Pode até se tornar um pouco triste, porém ficará mais sábio se souber administrar as perdas que ocorrem: perda dos encantos físicos, da força, da saúde, dos familiares anteriores e paralelos à sua geração, dos encantos da juventude. Perda de curiosidades, de interesse por novidades maiores. Muitos passam a encarar os novos fatos como *um filme já visto*. Perde-se um pouco o interesse pelo novo, se bem que a vida é sempre uma novidade – mas não há mais o olhar de encantamento da criança que deseja aprender tudo. Se a pessoa entra num processo espiritual, o momento pode ser o de uma solidão bem-vinda. A psicanálise chama esse processo de sublimação; Jung o chama de individuação – quando a pessoa chega cada vez mais perto de si mesma, do seu próprio ser, e não das máscaras sociais que precisou usar no passado, quando houve necessidade de muitas máscaras para obter sucesso pessoal e profissional. Desempenhar os papéis sociais é um esforço. Todos representam papéis sociais, mas não somos *só isso*. As pessoas são mais do que parecem. As pessoas são mais do que representam socialmente. Se alguém permanece toda a vida na sua máscara social, pode vir a sofrer de angústia e aflição quando a máscara cai. Se ele, ou ela, mantém algum contato consigo durante os anos de maturidade (fase do jovem adulto), vai conseguir fazê-lo mais intensamente ao envelhecer. Com o passar do tempo, pode se tornar mais lúcido e até, eu diria, mais jovial, mais equilibrado – a pessoa equilibrada costuma ser mais jovial. Não leva tudo a ferro e fogo, de forma pesada. Nem tem aqueles ímpetos da juventude no sentido de sensações corpóreas prazerosas, mas possui a jovialidade que vem de encantamento interior com a vida. Essa pessoa tem riqueza interior. Por isso não sente tédio – o tédio não é algo de fora para dentro, é algo de dentro para fora.

Como vai surgindo essa vida interior dos mais velhos?

Ela vem com um processo de integridade – a pessoa vai se sentindo inteira, realizada dentro da sua realidade e não de uma fantasia. Não nega os conflitos por que passou na vida, mas não fica presa a eles. Mostra para si mesma que, de uma maneira ou de outra, é um sobrevivente. É pessoa lúcida que diz: estamos presentes; temos ainda força de estar aqui, vivendo o momento atual. Lembro-me da história de uma senhora de 80, 90 anos que fazia o curso universitário de Antropologia. Um dia, ironicamente, seus colegas indagaram se ainda pretendia exercer a profissão. Rindo, ela respondeu: "Não tenho resposta para essa pergunta, mas sei que se houver uma segunda vida eu já vou preparada para ela." Ora, nenhum jovem pode saber se vai exercer a sua profissão – e fazer esse tipo de pergunta à estudante idosa é uma ignomínia. Faz parte de um ambiente de competição que muitas vezes se instala entre jovens e velhos. O jovem acha que o velho está ocupando um lugar que é dele. E os velhos abdicam de seus projetos para não terem que viver essa competição – ficam assustados com ela, temerosos, e recuam antes da hora. Há também filhos que *forçam* a velhice dos pais para se consolidarem em um poder – material ou emocional – na família.

Como a história da filha que acompanhou a mãe – uma idosa lúcida, independente, uma artista famosa cheia de atividades e com boa situação financeira – ao consultório do médico dela. A filha tomou a frente na consulta e insinuava ao médico que era a cuidadora de uma mãe supostamente inválida e dependente. Foi proibida de voltar a acompanhar a mãe nas consultas médicas seguintes.

Outra história é a da mulher mais jovem, cerca de 40 anos, observando para uma mais velha, de 60: "Você não está sabendo envelhecer." Ao que a mais velha perguntou: "E você? Sabe?" A mais moça rebateu:

"Ainda não está na minha vez." "E há vez para saber envelhecer?", disse a mais velha. É bom lembrar a célebre frase de santo Agostinho, hoje comprovada pela neurociência: envelhecemos desde que nascemos. O filósofo francês La Rochefoucauld dizia que somos jovens em todas as nossas idades porque nunca antes passamos por elas. No entanto, há tendência para uma espécie de demarcação, encontrar um número exato que sinalize o início do processo de envelhecimento. Como se algumas pessoas dissessem: a partir *daqui* você tem que saber envelhecer.

Mas precisamos aprender a envelhecer? É uma arte saber envelhecer?

Viver é uma arte; envelhecer, não especificamente. Os jovens têm que se preparar para envelhecer porque o período de velhice, hoje, é muito maior que antes. Esse período será cada vez mais longo, assim como haverá um número crescente de pessoas nesse grupo. Os jovens devem estar atentos, porque não serão agraciados com essa nova situação. O número de pessoas inativas também é crescente, e os jovens terão que manter esses velhos. Vai ser preciso muita criatividade para haver lugar para todo mundo, mesmo no Brasil, onde já há um grande número de pessoas preocupadas com o tema e estudando essa parcela crescente da população – os novos velhos.

Qual é a diferença entre a velhice do homem e a da mulher?

Depende da camada socioeconômica em que o indivíduo vive. Depende do poder social que exerce. O homem pode envelhecer mais provido de sexualidade, de companheirismo e de afeto do que a mulher. A pirâmide social é favorável a ele. Há mais mulheres de menos idade para ele. As moças de 20, 30, 40, 50 estarão disponíveis se ele desejar. Já a mulher, se olhar para cima, para homens mais velhos que ela, verá menos homens disponíveis. É uma percepção tradicionalista: a mulher de 50 não pode viver com um rapaz de 20. Causa estranheza. É uma realidade na nossa sociedade. O homem se sente útil e não se sente envelhecendo quando conta com o aspecto afetivo-sexual, e tem uma carreira ou uma profissão que lhe dá prestígio, poder e liberdade econômica. Ele sofre menos que a mulher o sentimento de isolamento e de solidão.

O homem mais idoso e que tem uma companheira se torna, em relação a ela, uma espécie de filho. Torna-se *obediente* porque não quer mais correr o risco de aventuras. Sente medo de falhar sexualmente – às vezes não pode mais tomar o Viagra, por questões de saúde. Sua testosterona diminui e às vezes alguma doença fragiliza seus ímpetos sexuais. Do ponto de vista amoroso, sente-se resguardado. Tem uma cuidadora. Mas por outro lado, em geral, o homem não criou uma rede social e afetiva, ao contrário do que ocorre com a mulher. Todos os afetos dele ficaram encerrados no escritório e no trabalho, e com a morte desses companheiros, morte literal ou metafórica, eles desaparecem do seu horizonte. Com a aposentadoria há uma morte social. Cada um segue o seu caminho e se encerra em casa. As mulheres não. Elas têm as vizinhas, as amigas, as pessoas que conseguiram manter próximas ao longo da vida. Nesse aspecto a mulher é privilegiada, porque manteve contatos afetivos. Ainda não se sabe bem como será o envelhecimento dessas mulheres jovens de hoje, dedicadas ao trabalho *full time*. Será, talvez, semelhante ao envelhecimento do homem, mas talvez não tenha a figura do cuidador ao seu lado.

No caso da mulher?

Ao envelhecer, a pessoa pode iniciar um processo de individuação e se posicionar mais próxima do seu verdadeiro eu. Não quero dizer que se elimine a vaidade, porque a vaidade do ser humano não é para ser eliminada, mas ela tem que ser minimizada, porque o que deixa a pessoa solitária muitas vezes não é a saída ou a perda do outro; é não querer abdicar de certas vaidades. Não querer mais aparecer com o rosto diferente, com o corpo diferente, com outro status social. Com a mulher é perda da beleza, da aparência: a síndrome de Greta Garbo. Com o homem, a perda é metafórica: ele não é mais o presidente daquela companhia e não sabe se apresentar como ele mesmo: João da Silva. E nem pode se apresentar como João da Silva, porque ele não se conhece! Só conhecia o papel representado. Se eu só me conhecer como professora universitária ou doutora em psicologia clínica, como me apresentarei como ser humano? Nós somos uma unidade biopsicossocial. Não há como dissolver isso, apartar essas três instâncias. O ideal é integrar as três unidades: psíquica, social, biológica, sem privilegiar apenas uma.

Haverá certa decadência no que diz respeito ao aspecto biológico e também psíquico (aspectos cognitivos). Haverá perda de certo dinamismo também no âmbito social. Mas a pessoa pode conseguir, de alguma forma, entender os seus limites e possibilidades e captar essas nuances desde sempre, porque começamos a envelhecer quando nascemos. *Saber envelhecer* então passa a ser *saber viver*.

E como é o processo de individuação?
Olhar a velhice como escuridão ou como um ambiente de trevas dá medo, porque escuridão e trevas dão medo desde a mais tenra infância. Se o indivíduo consegue iluminar essas trevas, é diferente. A individuação de que falamos é iluminar, é jogar luz nas trevas. O medo maior do envelhecimento é termos consciência de que se trata da última etapa – supõe-se que vem o buraco negro, a morte. Mas e se não vier o desconhecido, o buraco escuro? E se vier uma transformação? Não sabemos – nenhum cientista conseguiu descobrir. Pelo menos podemos iluminar até o último suspiro, se houver lucidez até lá. Em geral não há lucidez, porque as pessoas vão sendo acometidas de

doenças, e este também é o grande temor: as doenças e a dependência inerente a elas. É uma realidade que não é fácil. Eu acho dificílima. Mas acho também que é difícil viver. Não acho que seja fácil viver. A vida é um desafio constante. Todas as fases têm conflitos; nós nos esquecemos delas porque passam. Quando éramos jovens, não éramos felizes 24 horas por dia ou 365 dias por ano, muito pelo contrário. E as pessoas mais velhas, com frequência, relativizam os problemas cotidianos, porque já passaram por muitos deles e podem imaginar que mais um será ultrapassado – já não há aquela ansiedade de vitória, de sucesso a cada instante.

Mas há idosos ressentidos.
Há muitos velhos ressentidos. Pessoas que nunca souberam viver. Uma das coisas que dão mais ressentimento é a pessoa ter um ego ideal distante demais de suas possibilidades e de suas realidades. Se quisermos uma coisa muito distante, se quisermos ser rainha da Inglaterra ou príncipe encantado eternamente, por exemplo, se criará uma frustração que se acumulará sobre outras frustrações. A frustração gera uma emo-

ção que se chama raiva, extremamente perniciosa ao organismo humano – pesquisas comprovam isso. Às vezes essa raiva se volta contra a própria pessoa, levando à depressão ou produzindo doenças. E há ainda a questão polêmica dos velhos institucionalizados. Vários idosos, quando não contam com alguém que cuide deles, ao contrário do que se pensa, sentem-se protegidos vivendo em uma instituição quando chegam, por exemplo, aos 80 anos e têm recursos para pagar um *hotel cinco estrelas*, pois há instituições muito bem equipadas e com pessoal técnico capacitado. Logo, haverá cuidados do ponto de vista físico e o lado social também pode ser bem atendido (companheiros de instituição e profissionais humanos e afetivos, além das visitas familiares). Já os velhos pobres ficam desamparados quando não têm alguém piedoso da família a velar por eles, porque nem asilos de velhos os aceitam – estão lotados. Nesse sentido, há necessidade de vontade política e ações eficazes para que sejam tomadas providências urgentes para um mundo de idosos que já está acontecendo.

VII

ESPIRITUALIDADE E FINITUDE

Criatividade não tem idade

Mesmo contando com uma quantidade maior de anos de vida, a finitude, a morte, está lá, no horizonte, na agenda dos velhos de qualquer época. Gosto muito da observação da historiadora Denise Bertuzzi de Sant'Anna, da PUC-SP, no seu livro *Corpos de passagem*: "O corpo está tomando o lugar da alma na nossa sociedade materialista. Morrer sem ficar velho nem doente é o que muitos desejam, porque a doença, entre nós, é de mau gosto – é um absurdo."

Já a professora Teresa Creusa Negreiros, ao falar sobre a finitude, lembra:

> Não há representação para a morte porque ninguém voltou desse território desconhecido para relatar como ela é. Pensamos nela, mas frequentemente na morte do outro. Temos uma consciência racional e intelectual da morte, mas no plano emocional somos imortais porque há grande angústia do término e da extinção. Os mais velhos têm medo da morte assim como

os mais moços, mas, em geral, aqueles mostram um desapego crescente dos valores materiais como, por exemplo, beber e comer exageradamente – até porque o organismo físico não se sente bem.

Os mais idosos demonstram ser mais espirituais que os mais moços. Já não são escravos das paixões e podem exercer a *compaixão* no sentido de afeto e cuidados para com o próximo, praticando o bem para o outro e para si próprio; atributos que levam à *bela velhice*. Mas isso não é um estereótipo porque cada velhice – e cada vida – é singular; cada pessoa vive a sua velhice e a sua existência aqui, de modo peculiar.

Na última etapa da vida a espiritualidade pode ocorrer de forma mais acentuada ou então surgir, se não existia quando se era adulto jovem. Ela oferece uma sensação de plenitude, de preenchimento e de grande prazer. É como o momento da graça para o artista que está criando, para o cientista que consegue resolver um grande problema, para o indivíduo que está tão envolvido no seu trabalho, na sua produção, que se desliga do mundo ao redor. É um instante parecido com o da *pequena morte* (o orgasmo) e de ressurreição, de vida eterna e plena a partir do momento em que se experimenta a entrega numa fé profunda.

Isto está relacionado à religiosidade?
De alguma forma, sim, porque a religião é uma ideia que pode ir além de qualquer religião convencional. Há psicólogos que dizem que todos os indivíduos têm uma espécie de religião, mesmo não sendo religiosos. Todas as sociedades têm a sua religião: a religião do capitalismo, a religião do consumo, a religião científica. No momento em que as pessoas entram em determinado sistema, a religião vai nortear a vida delas mesmo quando as ideias religiosas estão disfarçadas. Quando as torres gêmeas de Nova York foram derrubadas, veio abaixo um símbolo da religião americana. As torres representavam uma catedral; poderia ser uma mesquita. Americanos matam em nome do petróleo, de bens materiais e do lucro. Islâmicos matam em nome de Alá. Cada um escolhe a sua *religião*, o eixo que dá sentido à sua vida de acordo com o meio cultural em que vive, e adota o seu estilo e as suas convicções de um modo mais ou menos radical, mais ou menos fundamental.

Na experiência clínica da psicanalista Maria do Carmo Palhares, estudiosa das teorias de D.W. Winnicott – o inglês que cunhou a expressão *"going on being"*, ou "continuar a ser", indicando um *continuum* na existência humana, um tempo presente que é desfolhado dia a dia –, o trabalho com a ideia de renovação dos mais velhos não se desenvolve através da interpretação que atualiza a vida desde lá atrás, do passado remoto.

Observa Maria do Carmo:

> As pessoas encontram a possibilidade de expansão do *self*, o qual, segundo Winnicott, não tem idade. Ele aponta para um prosseguir e para um viver a partir do fluir desse *self*, que é um núcleo contendo o potencial do indivíduo, e esse potencial é imensurável. Só vamos conhecê-lo, porém, à medida que o expandirmos através de experiências cotidianas. Isso possibilita uma abordagem e um encontro analítico onde não se tem, necessariamente, de viver o passado. Partimos do presente, o paciente e o analista, e vemos o que é possível fazer a partir daí. A teoria winnicottiana diz que a expansão da criatividade não tem idade.

Em seu ensaio, *Territórios do silêncio*, Maria do Carmo escreve:

> Estar recluso não significa fechamento para o mundo. Digamos que é uma tranquilidade, uma satisfação estar escondido; mas justamente porque não é um fechamento para o mundo que esperamos ser encontrados. Escondidos na busca de sermos encontrados naquilo que é verdadeiro, autêntico e espontâneo no nosso mundo íntimo, o qual sempre existiu e sempre esteve lá, em silêncio. A partir daí, é uma alegria se comunicar.

Trabalhar com os idosos dentro dessa teoria de expansão do presente é como um jogo de perdas e ganhos. "É o jogo da vida, desde sempre", diz Maria do Carmo.

> Para alguns, a criatividade do viver, o acrescentar, o reencontrar foram possíveis graças a aspectos saudáveis desenvolvidos no início da vida. Sendo assim, para essas pessoas, o fato de *perder* possibilita um rearranjo existencial. Claro que em muitas situações faz-se um

luto prolongado e doloroso, mas a sustentação da vida prevalece sobre a desistência. Para os velhos, um dos maiores perigos é permanecer estacionado no passado. O presente é uma grande saída para os novos velhos. A ideia é que amanhã é um outro dia, um dia absolutamente novo. Se a pessoa consegue se renovar a cada dia, provavelmente conseguirá acrescentar. A partir desse acréscimo, a morte vai se tornando menos persecutória: ela estará lá na frente, mas a pessoa estará voltada para o dia a dia. A morte, assim, não será algo antecipado.

A sustentação da vida também tem origem em um silêncio que corre paralelo ao encontro com o outro, lembra Maria do Carmo.

É o silêncio encontrado pelo bebê quando ele ainda está dentro do corpo da mãe. Um silêncio absoluto, íntimo, imperturbável. É o mesmo que pode ser encontrado na velhice: o encontro silencioso consigo – restaurador, consolador e pleno no vazio.

O tempo que resta

A psicanalista Elisabeth Adler trabalhou durante doze anos na UnATI, onde conviveu com idosos maiores de 60 anos, moradores da zona norte e do subúrbio do Rio de Janeiro, com baixo nível de escolaridade – primária e secundária – e de inserção econômico-social. Na outra ponta, sempre atendeu em seu consultório, na Zona Sul da cidade – nos últimos vinte anos vem trabalhando com octogenários e, atualmente, com um grupo de idosas, do qual faz parte uma senhora de 92 anos, com boa saúde física e mental.

Diz Elisabeth Adler:

> Observamos que tanto em uma classe como na outra há o interesse dos idosos de buscar atividades, integrar-se e trabalhar sua situação de vida – especialmente as mulheres. Mas há um aspecto tocante por conta dessa diferença, percebido desde a época em que trabalhei em ambulatórios públicos. As mulheres que vinham de comunidades carentes para serem atendidas

em momentos de grande sofrimento, como em casos de filhos assassinados ou da perda deles para o tráfico de drogas, vinham dilaceradas, mas sempre acompanhadas; nunca sozinhas. A rede de solidariedade entre as pessoas de baixa renda, de classes populares, é muito presente. Elas vinham acompanhadas de vizinhas, amigas ou comadres, e nunca estavam sós, pois têm pessoas que as apoiam no seu cotidiano. Nas classes médias da zona sul, as octogenárias com filhos, filhas e netos não vêm sozinhas, mas é outro tipo de companhia que as traz. Os filhos e filhas podem ser muito presentes, ótimos filhos, e, em geral, quando as mães ficam viúvas (e a maioria é de viúvas), têm a possibilidade de contratar acompanhantes que mantêm contato permanente com a família. São esses acompanhantes que vêm com o idoso. Os encontros de pais, filhos e netos ocorrem, geralmente, nas festas familiares, e a maioria dessas senhoras moram em seus apartamentos com seus respectivos acompanhantes.

Na pequena classe média da população que mora na Tijuca, no Méier, Maracanã e nas classes mais pobres, os idosos moram com os filhos. Alguns filhos se separaram de suas mulheres e não têm condições de pagar a pensão da ex, nem um aluguel de habitação para si. Voltam para a casa dos pais, que ajudam na criação dos netos. Na classe média alta, as avós estão mais isentas. Às vezes, ajudam em algum tratamento de saúde das crianças, por exemplo. Os idosos que frequentam a UnATI se caracterizam por ajudar uns aos outros, divulgar entre si ofertas de serviços públicos, novas possibilidades, eventos, festas e novidades.

E como é o quadro dos idosos que vivem em Copacabana?

Em Copacabana, a "velhice dourada", na sua grande maioria, é uma população de funcionários públicos graduados que, no passado, eram conhecidos como funcionários "letra O" (como dizia a marchinha de carnaval). Aposentaram-se muito bem, gozam de independência financeira e são cada vez mais solicitados para ajudar os filhos.

E à medida que os velhos vão decaindo? Continuam vivendo sozinhos?

Há casos como o de um senhor de 97 anos, lúcido, morador da Praça da Bandeira, casado com uma mulher mais nova que ele, de 70 anos, que luta para cuidar bem do marido auxiliada por uma mocinha acompanhante. Outro, de uma senhora de bastante idade, muito animada, que ia regularmente à UnATI acompanhada de uma vizinha, mas foi ficando fraquinha e parou de aparecer. Não tinha recursos para contratar uma empregada doméstica. O grande problema nesses quadros sociais da pequena classe média é não existir suporte privado, que custa caro e está além de suas possibilidades financeiras. Nem o Estado se faz presente como rede de proteção social. Entre nós, não há ainda serviços de assistência social domiciliar com visitadores regulares e frequentes para acompanhar os idosos que vivem sós.

Esperamos que isso venha a ocorrer no futuro.
O Estado terá que desenvolver projetos nesse sentido, porque as condições atuais dessas populações são extremamente precárias. Na quarta unidade do Inca, o Instituto Nacional do Câncer, para doentes terminais, em Vila Isabel, foi desenvolvida uma ação de qualidade para pessoas de comunidades carentes. Dependendo do desejo da família, e quando é pos-

sível o paciente morrer em casa, ele é transferido, e os médicos e uma equipe multidisciplinar ensinam os cuidados e treinam os parentes. Entregam um kit de primeira necessidade – fraldão, cateter, gaze, por exemplo – e fazem visitas regulares. É uma tendência a ser efetivada no futuro, essa assistência à população idosa carente, que vive sozinha e sem meios de gozar de um mínimo de infraestrutura em casa, precisando ser removida para instituições de longa permanência.

Na outra ponta do arco socioeconômico, Elisabeth conta histórias como essas, de duas senhoras de classe média alta.

Uma delas conviveu e tratou do marido com mal de Alzheimer, em casa, durante seis anos. Outra acompanhou o companheiro que sofria da mesma doença durante um ano e meio com *home care*. É um recurso disponível para os poucos que podem pagar enfermeiros habilitados, acompanhantes, visitas médicas domiciliares, leito hospitalar, empregadas domésticas. Mas há outro debate que ainda não encontrou sua direção:

como cada indivíduo quer e gostaria de morrer, e como comunicar esse desejo e a sua vontade aos familiares. Na nossa cultura, ainda não temos a possibilidade de determinar o encaminhamento de nossa morte do mesmo modo como temos o direito de escolher o encaminhamento de nossa vida. Os primeiros contatos que tive com geriatria e gerontologia, em um congresso, anos atrás, foram marcantes. Era uma oficina com uma professora especialista em tanatologia, a saudosa Vilma Torres, da UFRJ. Nessa oficina para médicos, ela pediu para que relaxássemos e pensássemos até quando gostaríamos de viver, até que idade, e onde gostaríamos de morrer – em casa, com morte assistida, ou em um hospital ou local para doentes terminais como existe nos países centrais, com cuidados paliativos a partir do momento em que toda terapêutica se esgota. Pediu que nos concentrássemos, fechássemos os olhos e pensássemos. Foi a primeira vez que alguém formulou com tanta clareza e naturalidade o tema da morte para nós, profissionais. Então, cada um fez contato interior com esse desejo e com a realidade da morte.

 Mascaramos a ideia de morrer porque negar a morte é uma das características da cultura ocidental.

Os orientais têm uma relação diversa com ela. Para nós, falar da morte é depressivo, um tema que faz as pessoas pedirem: "Vamos mudar de assunto? Chega!" É um terreno no qual estamos engatinhando; para nós, ainda é impossível lidar e integrar a ideia da morte à vida. Mas conheço um senhor que morreu com mais de 85 anos e deixou tudo determinado: o túmulo comprado e suas disposições escritas. Queria dar o mínimo trabalho aos descendentes. Na gavetinha de sua mesa de cabeceira encontraram todas as instruções. Isto ainda é raro: alguém cuidar de sua morte.

Qual seria a origem dessa negação?
Nossa cultura é marcada, ideologicamente, pelo jovem, pela juventude, pelo corpo saudável. Nela, os velhos são alijados e se privilegiam tratamentos que tentam reproduzir uma juventude permanente de corpos magros, plastificados e sarados; tudo que for possível para retardar uma aparência de mais idade. Culturalmente, ser velho significa aproximar-se da morte. Só que podemos ser velhos sem sentir uma espada na cabeça, viver uma velhice mais em paz, em sintonia com os ciclos

da natureza, e aceitar a morte como uma certeza para nós todos.

E como os idosos veem a figura da morte nos seus grupos?

É uma discussão delicada. Não se fala abertamente da morte, mas procuramos trazer a questão à tona. Os idosos se fecham, assim como toda a sociedade se retrai. Poucos octogenários querem falar disso. Mas conheci uma senhora, uma pessoa excepcional, que, quando tinha 81 anos, escreveu um livro intitulado *Do alto da montanha*. A protagonista é ela, no alto de uma montanha, pronta para fazer o seu voo de reintegração com o universo. Foi uma mulher de vanguarda, que trabalhou a questão da morte dela.

Outro aspecto importante é aquele sobre o qual escreveu Bertrand Russell, que viveu até os 98 anos: a importância de conhecer a nossa ascendência, procurar saber quem foram os nossos pais, avós, bisavós, e conhecer um pouco a história deles de modo a se ter uma ideia de hierarquização da família – os pais mostrando aos filhos qual o lugar deles como elos e parte de uma história que sempre tem grande riqueza. Fiz isso no grupo. Li esse texto com as senhoras e, no fim, pedi que cada uma escrevesse ou me ditasse a história dos seus pais e qual era o traço marcante deles. Perguntava: "Você conheceu seus avós?" Algumas idosas perceberam a importância de seus relatos e de sua história que seriam transmitidos aos filhos e netos. Soube também de uma senhora de 97 anos, em Recife, que escreveu em um manuscrito depois revisto por amigos, um livrinho sobre o nascimento dela, a vinda para o Brasil fugida do nazismo e retalhos de suas memórias. O objetivo desses trabalhos é cada um escrever sobre suas lembranças. Também trabalhamos esse tema com moradores de bairros da Zona Norte do Rio. Nesse grupo, havia muitas portuguesas que vieram para o Brasil com as grandes migrações dos anos 1930-40. Tinham uma velhice confortável, os maridos haviam sido donos de um comércio próspero. Elas fizeram bonitos trabalhos sobre sua cidade de origem, a região de onde vieram, o que era o vinho do Porto, e levaram para o grupo cartões-postais e fotos. Foi um trabalho maravilhoso de resgate de suas histórias e origens. Vê-se que há muito que fazer com pessoas idosas.

Parece que existem centros de convivência para idosos mantidos pelo poder público em alguns bairros do Rio de Janeiro.

Os centros de convivência para idosos, em alguns bairros – na Rocinha, em Botafogo, Copacabana, por exemplo –, funcionam em bibliotecas populares, o que é uma excelente ideia. Essas casas já foram bem mais dinâmicas. Nelas, poderiam trabalhar senhoras idosas com formação universitária, por exemplo, que, assim como as pessoas que leem para cegos, trocariam experiências com outros idosos, poderiam ler histórias e transmitir aquilo que tiveram a chance de aprender. Se pudéssemos viver a última etapa da vida de maneira mais saudável, em uma velhice acolhedora e mais aceita, cada um, individualmente, estaria menos angustiado com a própria velhice. No Rio de Janeiro, é mais ainda exacerbada a cultura balneária que alija e discrimina os idosos, porque se vive a plena cultura do corpo. A dificuldade de deixar os cabelos ficarem brancos e as rugas expostas é associada à ideia de decadência. No entanto, pode-se estar vivendo um momento de paz e de produção interna inestimável com os cabelos brancos e rugas.

Mas isso, aqui, ainda é pouco crível. Significa estar *caída*, ou *caído* – estar *mal*.

Um amigo meu, profissional liberal, com cerca de 50 anos, comentou comigo que evita declarar, no seu escritório, quando está cansado em determinado dia ou instante porque os colegas logo observam, supostamente brincando: "É a sua idade!" No entanto, jovens adultos podem se oferecer esse direito: parar e descansar um pouco antes de prosseguir em um dia de trabalho estafante.

E há outro aspecto no mundo dos idosos: a diferença entre o homem e a mulher que envelhecem. No grupo da UnATI eram 25 mulheres e apenas cinco homens. No grupo do consultório apareceu só um homem, que vinha com sua jovem namorada; mas não permaneceu porque se sentia deslocado. Aliás, o homem mais velho procura e encontra mulheres mais jovens que ele – isso não é novidade –, mas esse fenômeno sociológico ocorre mais na zona sul.

Depende do *talão de cheque*, como dizem?
Creio que sim, mas em geral o homem vai buscar o prolongamento da virilidade e da juventude através

das mulheres mais jovens, e sente dificuldade de procurar ajuda quando se encontra em situações difíceis – bem mais que a mulher, que sempre procurou ajuda durante toda a vida: quando menstruou, quando foi mãe, quando entrou na menopausa. O homem tem dificuldade até de fazer exames periódicos de próstata, um exame relativamente recente, no qual ele é manipulado no ânus. Nas classes populares, em ambulatórios públicos onde eu trabalhei, como o do hospital São Francisco Xavier, os homens procuravam ajuda por conta do alcoolismo. Muitos vinham de clínicas psiquiátricas conveniadas e o tratamento era ambulatorial. Antes, era comum interná-los, mas depois essa tendência foi sendo revista, até por causa dos altos custos das internações. O ambulatório oferecia tratamento medicamentoso, psicoterápico de grupo, assistência à família, e era um trabalho multidisciplinar. Hoje, os centros de assistência psicossocial atendem a esse tipo de demanda. São centros de saúde mental do SUS localizados em diversos bairros. O da Rocinha, o CAPS 3, por exemplo, é de excelência – tem seis leitos de curta duração para evitar a internação. Outro, no Complexo do Alemão, com trinta especialistas, é um

CAPS com atendimento emergencial e funciona com um hospital-dia para todas as idades.

Os homens se ressentem, especialmente, quando se aposentam e sofrem o corte total de sua atividade. Muitos vão para botequins, mas há também os que se reúnem para jogar xadrez nas pracinhas de bairro. A falta de preparação para a aposentadoria é um fato. Indivíduos entre 60 e 65 anos não fazem projetos para programar o que fazer com esse tempo a mais que a vida os contemplou. As empresas promovem palestras, em geral insuficientes, e não há ainda uma discussão aberta que propicie a repercussão individual de projetos para aposentados. Resumindo: *o que vou fazer com a minha vida?* Essa é a pergunta básica. Em geral, as mulheres participam de cursos, dedicam-se a obras sociais e mantêm uma rede de amizades. Outros se isolam ou frequentam clubes, mas não sustentam uma vida produtiva. Não percebem que podem usufruir um tempo mais interessante, de renovação. Aqueles que não foram preparados e não estiveram ligados a atividades que exigem estudos teriam então a possibilidade de descobrir cursos de atualização, desenvolver hobbies e atividades lúdicas.

Você acha que o quadro atual da situação dos idosos mudará em relação às gerações que vem depois deles?

Sim, os jovens adultos de hoje tendem a se abrir para o assunto do seu próprio envelhecimento. Participam de discussões, observam os pais vivendo mais tempo. A partir dessas novas realidades, os jovens deverão encaminhar suas vidas de modo diferente.

Referências bibliográficas

BEAUVOIR, Simone de. *A velhice*. Rio de Janeiro: Nova Fronteira, 1970.

CAMARANO, Ana Amélia (org.). *Cuidados de longa duração para a população idosa*. Rio de Janeiro: Ipea, 2010.

CÍCERO. *Saber envelhecer*. Porto Alegre: L&PM, 1997.

FISHMAN, C. Ted. *Shock of gray*. Nova York: Scribner, 2010.

GOLDENBERG, Mirian. *Coroas: corpo, envelhecimento, casamento e infidelidade*. Rio de Janeiro: Record, 2008.

GROULT, Benoîte. *Um toque na estrela*. Rio de Janeiro: Record, 2008.

MÁRAI, Sándor. *As brasas*. São Paulo: Companhia das Letras, 1999.

_____. *De verdade*. São Paulo: Companhia das Letras, 2008.

NEGREIROS, Teresa Creuza (org.). *A nova velhice: uma visão multidisciplinar*. Rio de Janeiro: Revinter, 2003.

ROTH, Philip. *A humilhação*. São Paulo: Companhia das Letras, 2010.

_____. *Fantasma sai de cena*. São Paulo: Companhia das Letras, 2008.

_____. *O homem comum*. São Paulo: Companhia das Letras, 2007.

SANT'ANNA, Denise Bernuzzi de. *Corpos de passagem: ensaios sobre a subjetividade contemporânea*. São Paulo: Estação Liberdade, 2001.

SCHIRRMACHER, Frank. *A revolução dos idosos*. Rio de Janeiro: Campus, 2005.

SILVA, Marleth. *Quem vai cuidar dos nossos pais?* Rio de Janeiro: Record, 2010.

TOLSTÓI, Liev. *Khadji-Murát*. São Paulo: Cosac Naif, 2009.

Filmografia

Almoço em agosto, Gianni Di Gregorio, 2008

Antes de partir, Rob Reiner, 2007

Chuvas de verão, Cacá Diegues, 1977

Cocoon, Ron Howard, 1985

Colcha de retalhos, Jocelyn Moorhouse, 1995

Conduzindo Miss Daisy, Bruce Beresford, 1989

Confissões de Schmidt, Alexander Payne, 2002

Copacabana, Carla Camurati, 2001

Depois daquele baile, Roberto Bomtempo, 2006

Elza e Fred, Marcos Carnevale, 2005

Ensina-me a viver, Hal Ashby, 1971

Estamos todos bem, Giuseppe Tornatore, 1990

Gran Torino, Clint Eastwood, 2009

História real, David Lynch, 1999

Longe dela, Sarah Polley, 2007

Morangos silvestres, Ingmar Bergman, 1957

Num lago dourado, Mark Rydell, 1981

Rei Lear (versão com Laurence Olivier), Michael Elliot, 1983

The Time of Their Lives (documentário), Jocelyn Cammack, 2009

Umberto D., Vittorio De Sica, 1952

Este livro foi composto na tipologia Electra
e impresso em papel off-white 80 g/m² no
Sistema Cameron da Divisão Gráfica
da Distribuidora Record